collection
PACES

Biologie de la Reproduction et du Développement

2e édition
ouvrage couleur

Collège Hospitalo-Universitaire
de Biologie et Médecine
du Développement et de la Reproduction

ellipses

Dans la collection *PACES*

UE1 : Atomes, biomolécules, génome, bioénergétique, métabolisme

- *Annales de Chimie générale (UE1). QROC et QCM corrigés et commentés*, F. Launay et A. Gédéon
- *Biochimie : cours et QCM*, S. Allouche (dir.)
- *Biochimie métabolique – 2e édition*, J. Borg et A. Reeber
- *Biologie moléculaire, cellulaire et génétique en 1001 QCM (La)*, M. Ghorbal
- *QCM et QROC de biologie moléculaire*, I. Creveaux et L. Blanchon
- *Chimie générale. Cours et QCM corrigés et commentés*, J. Golebiowski, P. Aplincourt
- *Chimie générale en 1001 QCM (La)*, J. Bonin, D. Marchal
- *Chimie générale en UE1 (La). Fiches et QCM (corrigés et commentés)*, A. Gédéon et F. Launay
- *Chimie organique : cours et exercices*, P. Karoyan
- *Chimie organique et isométrie. QCM, exercices et problèmes corrigés*, S. Rubio
- *Considérations moléculaire, métabolique et physiopathologique de la nutrition humaine*, C. Perier
- *Cours de Chimie générale – 2e édition*, A. Gédéon
- *Cours de Chimie organique*, O. Thomas et S. Antoniotti
- *Exercices et annales de Chimie générale corrigés et commentés. Nouveau programme L1 santé*, A. Gédéon
- *Exercices et QCM de chimie organique*, O. Thomas et S. Antoniotti
- *Mécaniques des fluides physiologiques : cours et QCM*, C. Letellier
- *QCM de Chimie organique*, J.-P. Bouillon et F. Estour

UE2 : La cellule et les tissus

- *Bases cellulaires et moléculaires du développement. Méthodes et exercices, 2e édition*, C. Chanoine
- *Biologie cellulaire en 1001 QCM et QROC (La) – 2e édition*, J.-C. Cailliez
- *Biologie cellulaire et moléculaire de la cellule eucaryote*, C. Chanoine et F. Charbonnier
- *Biotechnologies et applications (génie génétique)*, F. Perrin-Schmidt
- *Exercices corrigés et commentés de biologie cellulaire – 4e édition*, P. Cau
- *QCM et exercices corrigés et commentés d'histologie et d'embryologie, nouvelle édition*, D. Haymann (coord.) et M. Berreur
- *UE2 : Biologie cellulaire, embyologie et histologie en 1001 QCM*, M. Ghorbal
- *Biologie de la reproduction et du développement*, Collège Hospitalo-Universitaire de biologie et médecine du développement et de la reproduction

UE3 : Organisation des appareils et systèmes : aspects fonctionnels et méthodes d'études

- *Approche physique du transport de la matière*
- *dans les milieux biologiques*, W. Urbach, M.-C. Fauré, B. C. Forget, J. Berges et N. Taulier
- *Biophysique médicale : magnétostatique, radiofréquences, résonance, magnétique nucléaire*, D. Morvan
- *Biophysique : cours et exercices*, F. Giammarile, C. Houzar[d] et A. Charrie
- *Cours de Physique*, B. Clerjaud
- *Physique. Cours, exercices et annales corrigés*, D. Benredje et G. Kesperski
- *Physique. Nouveau programme L1 santé*, C. Lavelle
- *Physique et biophysique. Rappels de cours, exercices et QC[M] corrigés*, J.-M. Escanye et A. Durand
- *Physique et biophysique. Rappel de cours, exercices et QCM corrigés (volume 2)*, J.-M. Escanye et A. Durand
- *Physique médicale*, E. Hakiki Nour
- *Réussir l'UE3*, J. Pradère

UE4 : Évaluation des méthodes d'analyses appliquée[s] aux sciences de la vie et de la santé

- *Techniques de raisonnement statistique et applications aux sciences de la vie*, P. D'Athis
- *Biomathématiques*, V. Latocha
- *Biostatistiques. Rappels de cours et QCM corrigés – 2e édition*, J.-L. Golmard
- *Élément de biostatistiques. Exercices corrigés, QCM et rappels de cours à l'usage des étudiants en médecine et en biologie*, F. Kohler
- *Évaluation des méthodes d'analyse appliquées aux sciences de la vie et de la santé. Exercices, QCM, problèmes et épreuves corrigés*, M. Mercier (dir.)
- *Exercices de statistiques médicales et biologiques*, F. Borsa[li]
- *Manuel de statistiques – 2e édition. Nouveau programme L1 santé*, G. Forzy
- *Statistiques médicales et biologiques*, F. Borsali

UE5 : Organisation des appareils et systèmes : aspects morphologiques et fonctionnels généraux

- *320 QCM clés d'anatomie*, P. Trouilloud, O. Trost, N. Cheynel
- *Anatomie en 1001 QCM (L') – 2e édition*, G. Biette
- *Anatomie. Tête, cou, nerfs crâniens et organes des sens*, P. Trouilloud, O. Trost
- *Introduction à l'Anatomie*, P. Trouilloud, O. Trost
- *Manuel d'anatomie*, S. Dupont, P. Serbe et C. Boistier
- *Manuel d'anatomie générale*, F. De Peretti et B. Maes
- *QCM illustrés d'anatomie*, F. De Perreti et B. Maes

ISBN 978-2-7298-85342
©Ellipses Édition Marketing S.A., 2014
32, rue Bargue 75740 Paris cedex 15

www.editions-ellipses.fr

Avant-propos

Cet ouvrage est consacré à l'enseignement de la discipline « Biologie et Médecine du Développement et de la Reproduction » pour les étudiants de la Première Année Commune des Etudes de Santé (PACES).

Il constitue un ouvrage de référence rédigé par les hospitalo-universitaires français impliqués au quotidien dans ce domaine de la médecine et de la biologie et dans son enseignement, sous le couvert du collège des Enseignants de Médecine et Biologie du Développement et de la Reproduction. Le plan des chapitres, leurs iconographies reflètent les qualités pédagogiques et l'expérience de l'enseignement de leurs rédacteurs.

Les différents chapitres de cet ouvrage couvrent les aspects de la gamétogenèse masculine et féminine, de la fécondation et du développement de l'embryon au cours du premier mois, ainsi que des notions d'embryologie causale. Ils correspondent strictement au programme d'embryologie de la PACES (UE2), et le manuel représentera ainsi un ouvrage de référence pour la préparation du concours.

Il fournit les bases qui permettront ensuite d'aborder et de mieux comprendre les infertilités masculines, féminines et du couple, les techniques modernes d'aide médicale à la procréation ainsi que les anomalies du développement embryonnaire dans l'espèce humaine.

J'espère que cet ouvrage deviendra le support de référence évolutif, pour les étudiants dans ce domaine.

Je lui souhaite longue vie et espère qu'il facilitera la tâche d'apprentissage de nos étudiants.

Michel Polak

Président du Collège des Enseignants de Médecine et Biologie du Développement et de la Reproduction
Professeur des Universités/Praticien Hospitalier
- *Responsable médical Endocrinologie gynécologie diabétologie pédiatriques Centres de référence des maladies endocriniennes rares de la croissance, du syndrome de Prader Willi et des maladies gynécologiques rares*
- *INSERM U845*
- *Université Paris Descartes*

Hôpital Necker Enfants Malades, Paris, France

Jean-François Guérin

Président de la sous section 54-05 du CNU : biologie et médecine du développement et de la reproduction
Coordonnateur de la PACES à la faculté de médecine Lyon Est
Professeur des Universités/Praticien Hospitalier
Université Claude Bernard Lyon1/ Hospices Civils de Lyon (Hopital Femme Mère Enfant, Bron) : biologie et médecine de la reproduction

Sommaire

Première partie

Gamétogenèse et fécondation

Chapitre 1 – La méiose

Marie-Roberte Guichaoua

La méiose est un phénomène unique de division cellulaire, propre à la gamétogenèse, au cours de laquelle elle joue un rôle capital en assurant la réduction du nombre de chromosomes et le brassage des informations génétiques maternelles et paternelles. La complexité de la méiose, et sa fragilité qui en résulte, expliquent sa fréquente implication dans les troubles de la reproduction : infertilité, avortements, malformations.
La méiose a été découverte en 1883 par Van Beneden chez le nématode *Parascaris equorum*, elle a ensuite été mise en évidence dans toutes les espèces animales et végétales à reproduction sexuée.

I. Définition

La méiose est la succession de deux divisions cellulaires précédées d'une seule synthèse d'ADN, qui aboutit à la formation de quatre cellules haploïdes pour une cellule diploïde qui entre en méiose.

II. Rappels de cytogénétique

Dans une cellule eucaryote les chromosomes sont présents sous la forme de paires chromosomiques. Dans chaque paire chromosomique, l'un des chromosomes est d'origine paternelle et l'autre d'origine maternelle (Fig. 1).

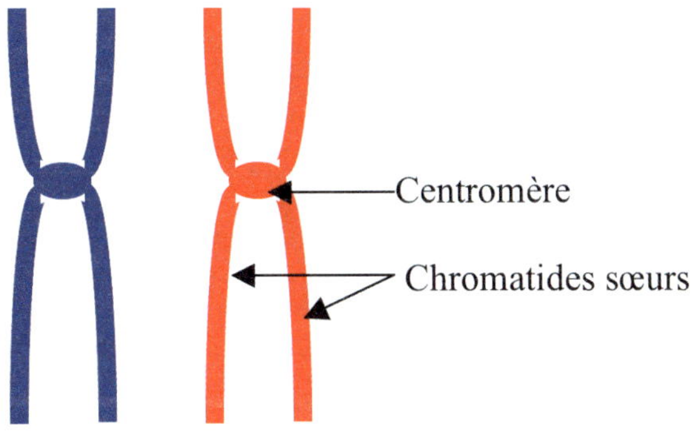

Figure 1 : Une paire de chromosomes métaphasiques homologues.

Une cellule eucaryote contient **2n** chromosomes, on dit que cette cellule est **diploïde**. Le nombre **n** est spécifique de l'espèce, il correspond au nombre **haploïde** de chromosomes ou au nombre de paires chromosomiques. Dans l'espèce humaine, n est égal à 23. Le nombre de chromosomes dans cette espèce est donc de 46 excepté dans les cellules germinales lorsque la première division méiotique est achevée.
Dans le noyau des cellules d'un organisme à reproduction sexuée, il existe deux types de chromosomes, les **chromosomes sexuels,** et les **autosomes** numérotés de 1 à 22 dans l'espèce humaine.
Après la phase de synthèse d'ADN, dans toutes les cellules somatiques et germinales, chaque chromosome est constitué de deux **chromatides sœurs** réunies entre elles au niveau du **centromère**. La quantité d'ADN d'une cellule est évaluée par une unité arbitraire : **C ADN,** le nombre de C est assimilé au nombre de chromatides par paire chromosomique.

III. Description de la méiose

1. Schéma général de la méiose

Avant la dernière synthèse d'ADN qui précède la méiose, chaque chromosome est constitué d'une seule chromatide. Dans chaque cellule germinale il y a donc 46 (2n) chromosomes et 2C ADN. A la fin de cette synthèse d'ADN pré-méiotique, chaque chromosome possède maintenant 2 chromatides et chaque cellule contient 46 (2n) chromosomes et 4C ADN. Lors de la 1re division méiotique les chromosomes homologues se séparent et à la fin de cette première division chaque cellule germinale a maintenant 23 (n) chromosomes et 2C ADN. Au cours de la 2e division méiotique, les chromatides sœurs se séparent par clivage des centromères et à la fin de cette 2e division chaque cellule germinale contient toujours 23 (n) chromosomes, mais C ADN (Fig. 2).

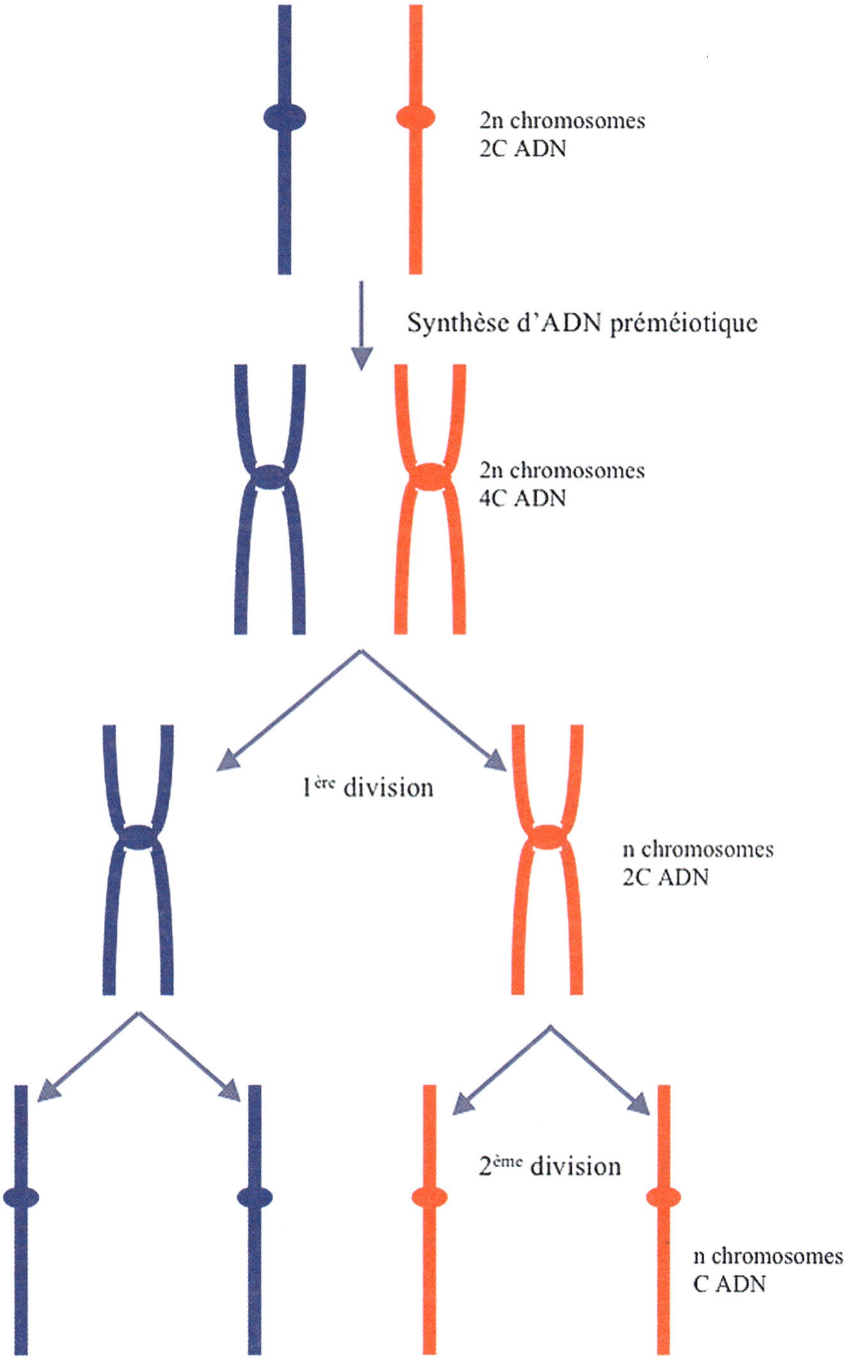

Figure 2 : Schéma général de la méiose.

Ainsi, au cours de la méiose, le nombre de chromosomes est divisé par deux au cours de la 1re division, et ne varie pas au cours de la 2e division, alors que la quantité d'ADN est divisée par 2 à chaque division.

2. Finalité de la méiose

La méiose a pour finalité d'assurer la réduction du nombre de chromosomes, le corollaire de la méiose étant la fécondation qui reconstitue le capital génétique diploïde dans l'embryon selon le schéma suivant :

$$2n \xrightarrow[\text{Méiose}]{} n + n \longrightarrow 2n$$

(↑ Fécondation, sous n + n)

Elle permet aussi la transmission de l'information génétique aux générations successive et le brassage des informations génétiques paternelle et maternelle qui fait intervenir deux types d'événements, la répartition au hasard des chromosomes et la recombinaison génétique.

a. La répartition ou ségrégation au hasard des chromosomes

Pour comprendre cet événement, nous allons raisonner sur deux paires chromosomiques. Lors de la répartition au hasard des chromosomes, chaque chromosome d'une paire chromosomique peut ségréger avec chaque chromosome de l'autre paire chromosomique (Fig. 3).

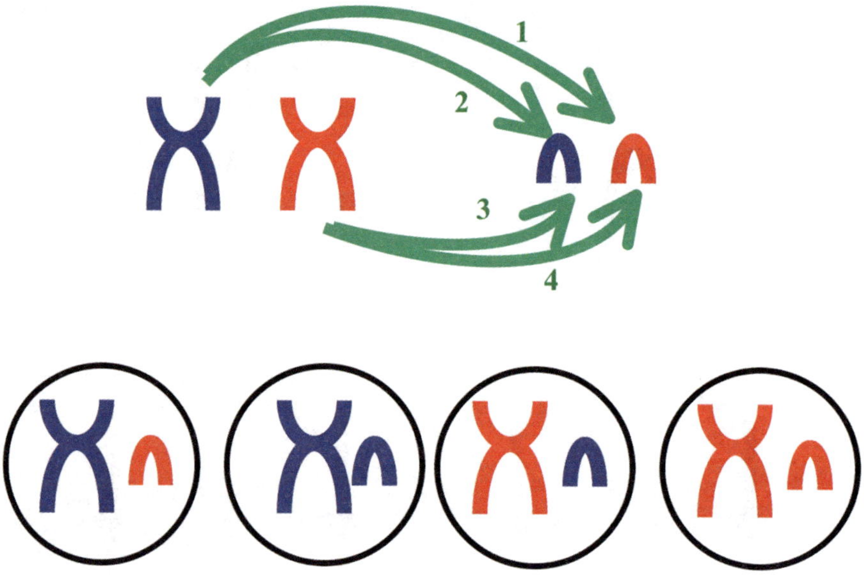

Figure 3 : Ségrégation au hasard des chromosomes.

Ainsi, à partir de 2 paires chromosomiques nous obtenons 4 possibilités de gamètes différents, c'est-à-dire 2^2.

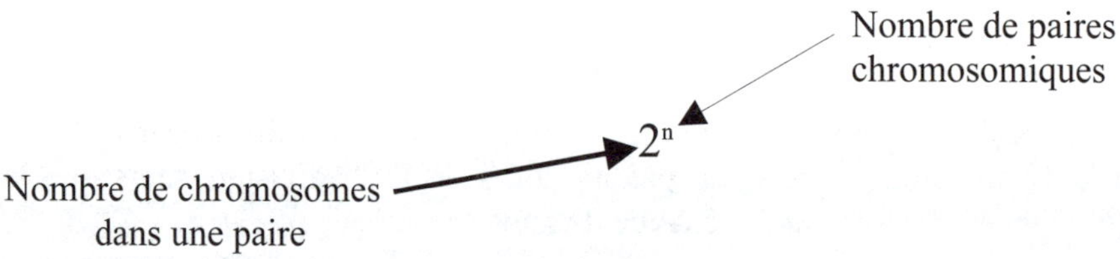

Pour n paires de chromosomes, il y a donc 2^n possibilités de gamètes différents. Nous avons vu que n = 23 dans l'espèce humaine. Le nombre de possibilités de gamètes différents obtenus à partir d'une cellule germinale qui entre en méiose après ségrégation au hasard des chromosomes est donc 2^{23} c'est-à-dire 8.4×10^6 dans cette espèce.

b. La recombinaison génétique

Elle est connue sous le nom de « crossing-over ». Elle se déroule toujours entre deux chromosomes homologues et fait intervenir une cassure-réunion de l'ADN entre des points strictement homologues. Ainsi la recombinaison génétique aboutit à l'échange de segments chromosomiques strictement homologues afin qu'il n'y ait ni perte ni gain de matériel génétique à l'issue de cet événement (Fig. 4).

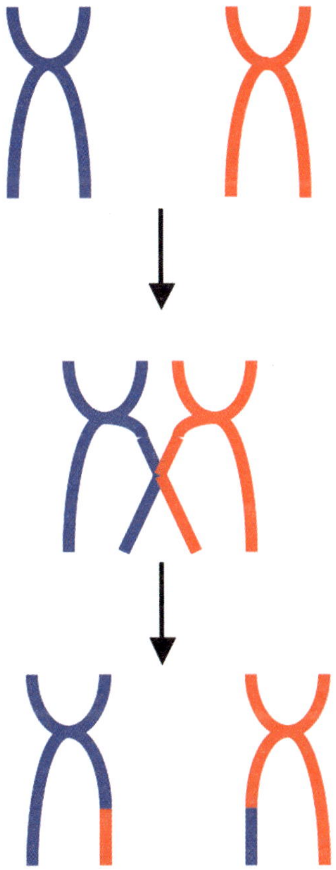

Figure 4 : Schéma de la recombinaison génétique.

3. Place de la première division méiotique

La première division méiotique est de loin la plus importante. Elle occupe la presque totalité (plus de 90 %) du temps de la méiose. Elle assure la réduction du nombre de chromosomes, c'est au cours de la première division que l'on passe de 2n à n chromosomes. C'est au cours de la première division que se fait la ségrégation aléatoire des chromosomes et que se déroulent les événements de recombinaison génétique.

La deuxième division méiotique est de courte durée, elle ressemble à une division mitotique à deux exceptions près : elle se déroule sur un lot haploïde de chromosomes et elle n'est pas précédée d'une synthèse d'ADN.

4. Les aspects cytologiques de la méiose

Nous allons prendre pour modèle la méiose mâle ou « méiose spermatocytaire » (Fig. 5). Contrairement à la méiose féminine ou « méiose ovocytaire » la méiose mâle est un processus continu, totalement réalisé au cours de la gamétogenèse, alors que la méiose féminine est un processus discontinu et inachevé au moment de l'ovulation. Elle sera décrite dans le chapitre consacré à l'étude de l'ovogenèse.

La méiose spermatocytaire est un événement qui prend place au cours de la spermatogenèse. Elle est précédée d'une phase de multiplication des *spermatogonies* à la fin de laquelle les cellules portent le nom de *spermatocytes I.* Ces cellules réalisent la dernière synthèse d'ADN préméiotique puis entrent en méiose ; à la fin de la première division méiotique les cellules germinales portent le nom de *spermatocytes II.* Ce sont ces cellules qui réalisent la deuxième division méiotique. Lorsque la méiose est achevée, les cellules germinales prennent le nom de *spermatides*, ces cellules subiront une phase de maturation appelée spermiogenèse ; à la fin de cette phase, les cellules germinales mâles portent le nom de *spermatozoïdes*, ce sont les gamètes mâles.

- Multiplication
  - **SPERMATOGONIES**
  - **SPERMATOCYTES I**
- Méiose
  - PROPHASE I
    - Leptotène
    - Zygotène
    - Pachytène
    - Diplotène
  - METAPHASE I
  - ANAPHASE I
  - TELOPHASE I
  - **SPERMATOCYTES** II
  - PROPHASE II
  - METAPHASE II
  - ANAPHASE II
  - TELOPHASE II
  - **SPERMATIDES**
- Spermiogenèse
  - **SPERMATIDES**
  - **SPERMATOZOÏDES**

Figure 5 : Place de la méiose au cours de la spermatogenèse.

5. Les aspects cytogénétiques de la méiose spermatocytaire

La méiose est précédée d'une phase unique de synthèse d'ADN qui porte le nom de *stade préleptotène* (Fig. 6 A). Ce stade se distingue d'une synthèse d'ADN mitotique par sa longue durée, il ne fait pas partie de la méiose mais il n'est décrit que dans les cellules germinales et précède obligatoirement une division méiotique. Au cours de chaque division méiotique la cellule germinale passe par 4 phases, identiques à celles décrites au cours de la mitose. Ce sont : la *prophase*, la *métaphase*, l'*anaphase* et la *télophase*. Chacune de ces phases est suivie du chiffre I ou II selon qu'il s'agit de la première ou de la deuxième division méiotique. C'est la prophase I qui fait la particularité de la méiose, par sa durée, elle occupe à elle seule la presque totalité du temps de la méiose (≈ 90 %), et par l'importance des événements qui s'y déroulent. C'est en effet au cours de cette prophase I que se déroulent les dcux événements fondamentaux de la méiose : *l'appariement des chromosomes homologues* et la *recombinaison génétique*.

a. La première division méiotique

La prophase I (Fig. 6 B-E) se subdivise en 5 stades, leptotène, zygotène, pachytène, diplotène et diacinèse définis à partir des aspects morphologiques des chromosomes.

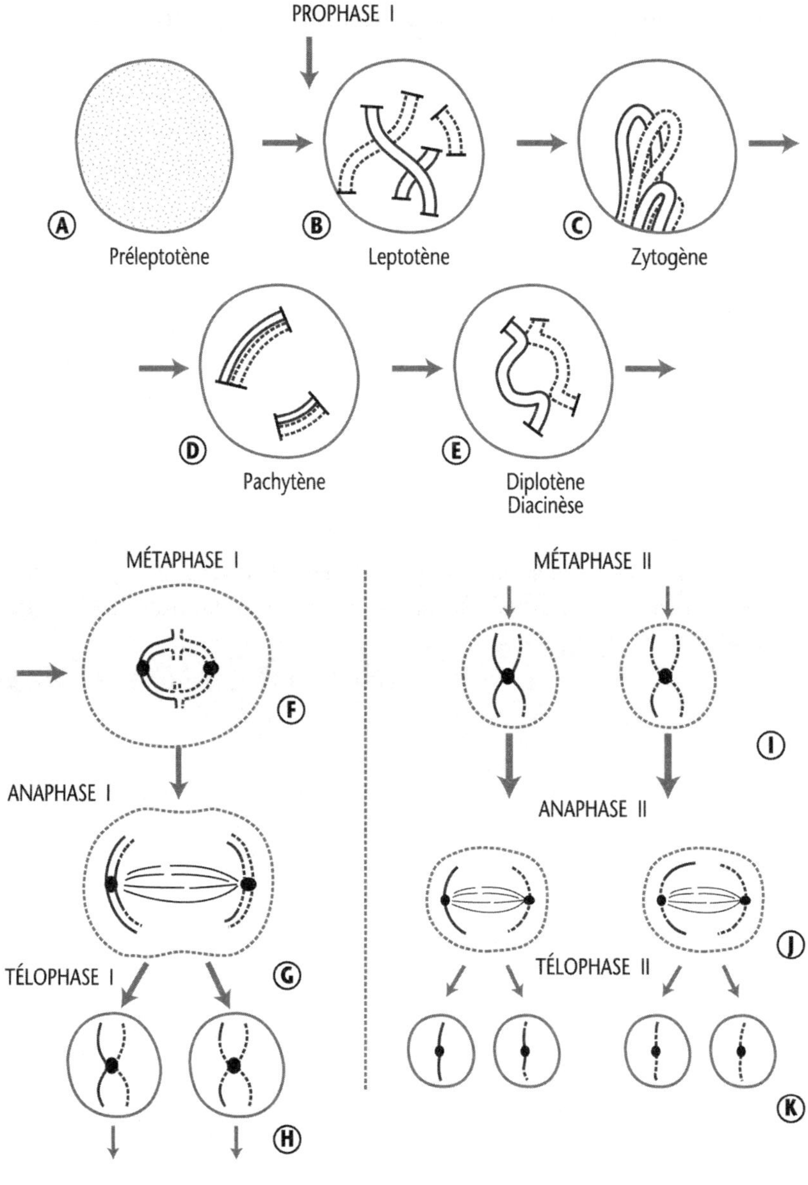

Figure 6 : Les différents stades de la méiose spermatocytaire, détail des stades de la prophase I.

Le stade leptotène (Fig. 6 B) est le stade d'individualisation des chromosomes. Ceux-ci apparaissent sous la forme de fins filaments attachés à la membrane nucléaire, chacun de ces chromosomes contient 2 chromatides. **Le stade zygotène** (Fig. 6 C) est le stade des appariements chromosomiques. Les extrémités des chromosomes migrent le long de la membrane nucléaire et se regroupent à un pôle du noyau. Les appariements des chromosomes débutent au niveau des extrémités chromosomiques et progressent vers les régions centrales ainsi que le ferait une fermeture éclair. **Au stade pachytène** (Fig. 6 D), les appariements chromosomiques sont achevés, et de 1 à 4 événements de recombinaison génétique (crossing-over) se produisent entre les homologues, selon leur longueur. Les structures formées par l'appariement de deux homologues portent le nom de *bivalents,* on les appelle aussi *tétrades* car ils comportent 4 chromatides. Lors du

stade diplotène (Fig. 6 E) les chromosomes homologues se séparent excepté au niveau des *chiasmas* qui sont les témoins des crossing-over, le nombre de chiasmas étant égal à celui des crossing-over. Au stade de **diacinèse** (Fig. 6 E), les chromosomes se condensent et se détachent de la membrane nucléaire.

- La métaphase I (Fig. 6 F) : la membrane nucléaire a disparu, les bivalents sont disposés sur le fuseau de division formant la plaque métaphasique. Les centromères des chromosomes homologues sont dirigés vers les pôles opposés du fuseau afin que les chromosomes homologues puissent se séparer à l'anaphase I.
- L'anaphase I (Fig. 6 G) : les chiamas vont subir une rupture, les chromosomes homologues se séparent et migrent aux pôles opposés du fuseau.
- La télophase I (Fig. 6 H) : le fuseau de division disparaît, la membrane nucléaire se reconstitue autour des deux lots chromosomiques haploïdes homologues. Ces noyaux nouvellement formés contiennent 23 chromosomes à deux chromatides, celles-ci ont été impliquées ou non dans des événements de recombinaison génétique au cours de la prophase I. Les deux cellules filles se séparent par cytodiérèse.

La première division méiotique est achevée, elle a donné naissance à des cellules dont la moitié possède un chromosome X, leur caryotype étant 23,X ; l'autre moitié possède un chromosome Y, leur caryotype étant 23,Y. La chromatine nucléaire se décondense et la cellule est maintenant en intercinèse. Cette étape est de courte durée, rapidement la cellule entre dans la prophase de deuxième division méiotique.

b. La deuxième division méiotique

Comme nous l'avons dit plus haut, les chromosomes méiotiques se comportent comme des chromosomes mitotiques au cours de cette division. Lors de la prophase II, la chromatine se condense à nouveau et les chromosomes redeviennent visibles dans le noyau. Cette étape est brève, rapidement la cellule passe en métaphase II (Fig. 6 I). Au cours de la métaphase II la membrane nucléaire disparaît et un nouveau fuseau de division se forme sur lequel se disposent les chromosomes méiotiques formant une nouvelle plaque métaphasique. A l'anaphase II (Fig. 6 J) : les deux chromatides sœurs se séparent après clivage des centromères et migrent aux pôles opposés du fuseau. Lors de la télophase II (Fig. 6 K) : les membranes nucléaires se reconstituent autour des lots chromosomiques haploïdes. Les noyaux formés contiennent maintenant une seule chromatide des 23 paires initiales, ces chromatides pouvant être recombinées ou non.

A la fin de la deuxième division méiotique, les quatre cellules filles formées à partir d'une cellule qui a réalisé la méiose possèdent 23 chromosomes et C ADN, chacune de ces cellules a donc un seul exemplaire de chaque gène, on parle *d'haploïdie vraie*. Du fait de la ségrégation des chromosomes homologues et de la recombinaison génétique, le capital génétique de ces cellules filles n'est pas identique, mais homologue. La moitié de ces cellules a le caryotype 23,X, l'autre moitié le caryotype 23,Y. La fécondation d'ovocytes normaux 23,X par ces spermatozoïdes donnera naissance à des embryons dont la moitié aura le caryotype 46, XY et l'autre moitié le caryotype 46,XX.

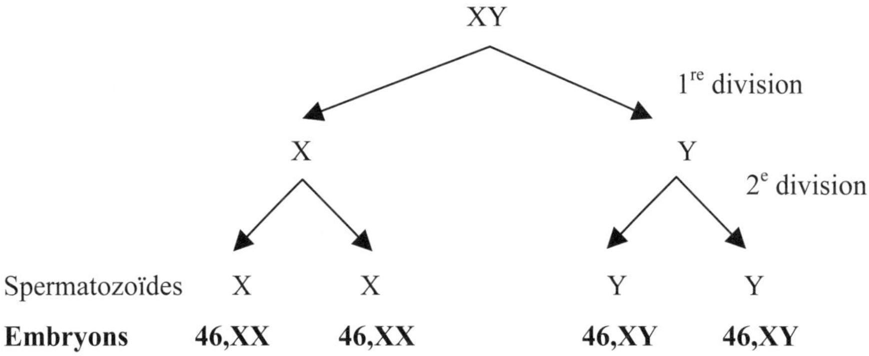

Figure 7 : Ségrégation normale des chromosomes sexuels au cours de la méiose spermatocytaire. En caractères gras, caryotype des embryons obtenus lors de la fécondation d'ovocytes normaux (23,X) par les spermatozoïdes issus de cette méiose.

IV. Les anomalies de la méiose

Nous allons décrire ici les anomalies méiotiques qui résultent des anomalies de la ségrégation des chromosomes homologues et des anomalies de la recombinaison génétique.

1. Les anomalies de la ségrégation des chromosomes

Elles correspondent aux non-disjonctions chromosomiques qui surviennent au cours de la première ou de la deuxième division méiotique. Elles vont entrainer l'apparition d'**anomalies de nombre** des chromosomes (*aneuploïdies*) dans les gamètes et dans les embryons. Lorsqu'un gamète possède un chromosome en plus (24 chromosomes) il est dit *disomique* pour le chromosome surnuméraire, lorsqu'un gamète possède un chromosome en moins (22 chromosomes), il est dit *nullosomique* pour le chromosome manquant. Les embryons qui résultent de fécondations impliquant ces gamètes seront respectivement *trisomiques* (47 chromosomes) ou *monosomiques* (45 chromosomes). A la naissance, les aneuploïdies les plus fréquemment rencontrées sont celles des chromosomes sexuels, tandis que la plus connue et la plus fréquente des trisomies autosomiques est la *trisomie 21.*

a. Les non-disjonctions des chromosomes sexuels

- Lors de la non-disjonction des chromosomes sexuels au cours de la *première division méiotique chez l'homme* les chromosomes X et Y migrent dans la même cellule.

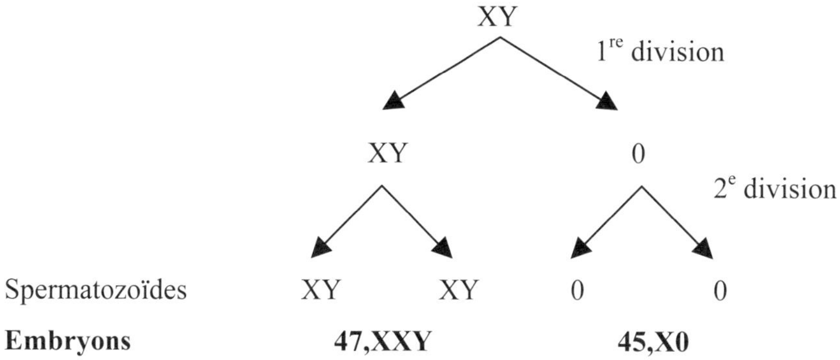

47,XXY = syndrome de Klinefelter

45,XO = syndrome de Turner

- Lorsque la non-disjonction des chromosomes sexuels survient au cours de la *deuxième division méiotique chez l'homme* on obtient des anomalies différentes selon que la non-disjonction survienne au niveau du chromosome X ou du chromosome Y.

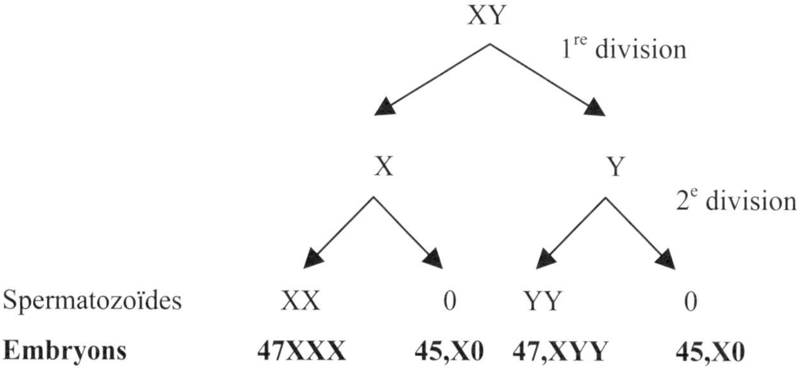

- Lorsque la non-disjonction des chromosomes sexuels survient au cours de la *première division méiotique chez la femme,* il faut envisager que les ovocytes sont fécondés soit par des spermatozoïdes 23,X, soit par des spermatozoïdes 23,Y.

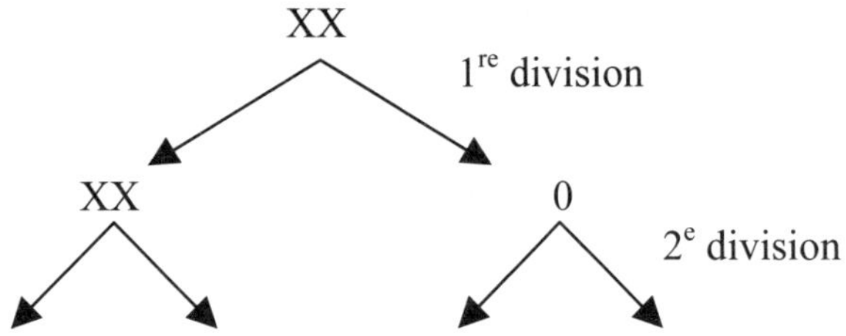

Ovocytes	XX	XX	0	0
Embryons	**47,XXX**	**47,XXX**	**45,X0**	**45,X0**
	47,XXY	**47,XXY**	**45,Y0**	**45,Y0**

Nous avons envisagé pour le caryotype des embryons que les ovocytes sont fécondés soit par des spermatozoïdes 23, X (1re ligne), soit par des spermatozoïdes 23, Y (2e ligne).

- Non-disjonction des chromosomes sexuels au cours de la *deuxième division méiotique chez la femme.*

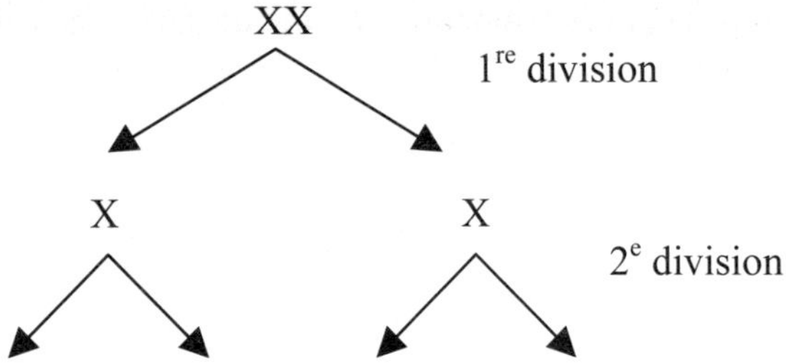

Ovocytes	XX	0	X	X
Embryons	**47,XXX**	**45,X0**	**46,XX**	**46,XX**
	47,XXY	**45,Y0**	**46,XY**	**46,XY**

Nous n'avons envisagé ici qu'une non-disjonction au niveau d'un seul spermatocyte II. Nous remarquons que dans ce cas il y a possibilité de gamètes normaux donc d'embryons normaux, alors que dans la non-disjonction survenant au cours de la première division tous les gamètes et donc tous les embryons sont anormaux. Ici encore, les ovocytes sont fécondés soit par des spermatozoïdes 23, X (1re ligne), soit par des spermatozoïdes 23, Y (2e ligne).

Les anomalies des chromosomes sexuels sont le plus souvent responsables d'infertilité. Dans le syndrome de Klinefelter le signe majeur et constant est l'atrophie testiculaire qui s'accompagne d'une atteinte sévère de la spermatogenèse avec azoospermie. Les hommes porteurs du syndrome 47,XYY sont souvent de grande taille, ce syndrome peut s'accompagner d'une fertilité normale. Le syndrome de Turner 45, X0 se manifeste par une petite taille des ovaires remplacés par des bandelettes ovariennes et une stérilité. Le syndrome 47,XXX, dans lequel le quotient intellectuel est significativement inférieur à la normale, s'accompagne d'une ménopause précoce. Le caryotype 45,Y0 n'est pas viable.

b. Les non-disjonctions autosomiques

Le schéma est le même que la non-disjonction survienne au cours de la spermatogenèse ou de l'ovogenèse et pour toutes les paires autosomiques.

- Non-disjonction des chromosomes 21 au cours de la *première division méiotique* chez la femme ou chez l'homme.

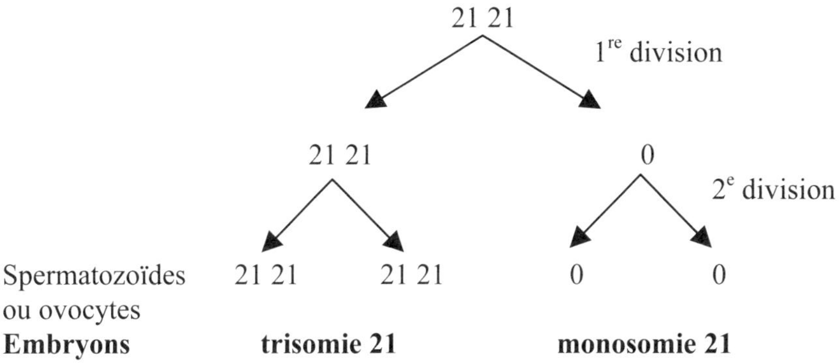

- Non-disjonction des chromosomes 21 au cours de la *deuxième division méiotique* chez la femme ou chez l'homme.

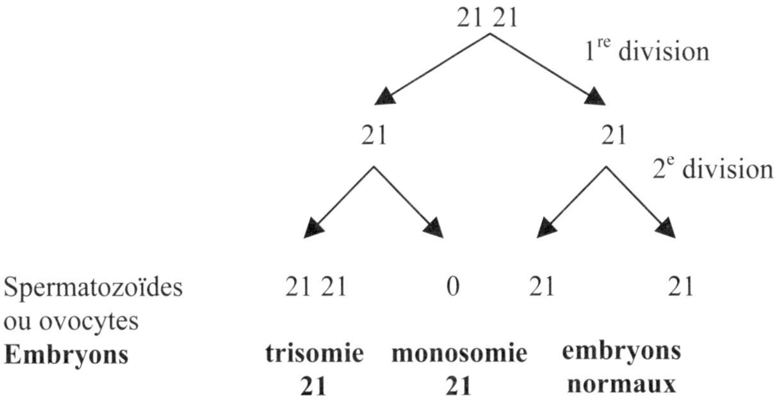

Le caryotype de la trisomie 21 est 47,XY + 21 chez l'homme et 47,XX + 21 chez la femme. Ce syndrome s'accompagne d'un certain nombre de malformations caractéristiques dont un faciès particulièrement reconnaissable. La monosomie 21 n'est pas viable, ainsi que toutes les monosomies autosomiques.

2. Les anomalies de la recombinaison génétique

Elles sont responsables de l'apparition **d'anomalies de structure** des chromosomes. Elles résultent de crossing-over inégaux entre chromosomes homologues ou non homologues. Nous décrirons ici *les translocations* qui sont les plus fréquentes des anomalies de structure. Les translocations équilibrées sont des translocations sans perte ou gain de matériel génétique pour la cellule, elles ne s'accompagnent généralement pas de malformation. Cependant le risque est grand pour la descendance car ces translocations peuvent se transmettre sur le mode déséquilibré. Elles sont alors responsables d'avortements, de malformations parfois sévères, de retard mental et sont parfois incompatibles avec la survie de l'enfant.

Exemple de translocation équilibrée :

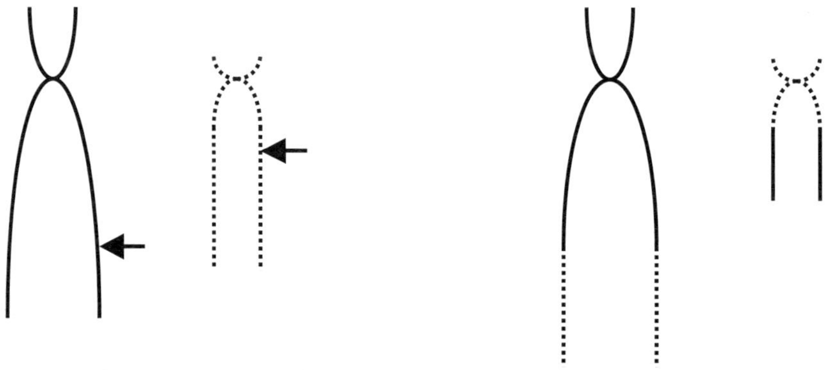

Chromosomes normaux

Chromosomes transloqués

Les flèches localisent les points de cassure sur les deux chromosomes non homologues, les segments distaux par rapport à ces points de cassures sont échangés entre les deux chromosomes.

V. Conclusion

La méiose est un événement d'une extrême complexité et qui joue un rôle fondamental dans la survie des espèces à reproduction sexuée, dans leur diversité et dans leur fonction de reproduction. Nous avons vu dans ce chapitre comment les anomalies chromosomiques se constituaient au cours de la méiose et comment elles pouvaient retentir sur la reproduction en étant responsables d'infertilité, d'arrêts du développement embryonnaire ou de malformations néonatales. La méiose est aussi contrôlée par un grand nombre de gènes dont certains sont exprimés au cours de la mitose et de la méiose, et d'autres spécifiques de la méiose. Les mutations de ces gènes et leurs conséquences sont encore mal connues dans l'espèce humaine, mais les travaux d'inactivation ciblée de ces gènes chez la levure *Saccharomyces cerevisiae* ou chez la souris ont montré que ces mutations étaient responsables d'altérations de la spermatogenèse et de pathologies somatiques. C'est ainsi que les mutations des gènes de réparation de l'ADN qui interviennent pour réparer les cassures de l'ADN lors de la recombinaison génétique sont responsables de l'apparition à la puberté chez les souris mutantes de stérilité et de cancer du type HNPCC (Hereditary Non-Polyposis Colon Cancer).

Chapitre 2 – Spermatogenèse et maturation épididymaire

Jeanne Perrin, Nathalie Rives, Louis Bujan, et Catherine Metzler-Guillemain

I. Introduction - Généralités

Nombreux sont les animaux à reproduction sexuée dont le système reproducteur comporte trois éléments :

- les cellules germinales ;
- les gonades ;
- les conduits génitaux ou tractus génital.

Les cellules germinales de tous les animaux possèdent une propriété importante qui se manifeste pendant la vie embryonnaire et la vie adulte : la mobilité. Tout au début du développement, les cellules germinales se situent en dehors des crêtes génitales qui sont les premières ébauches génitales. Ensuite, les cellules germinales migrent et pénètrent les crêtes génitales où elles se différencient. A maturité, les cellules germinales matures appelées gamètes recouvrent leur liberté et leur mobilité. Le processus d'élaboration des gamètes porte le nom de gamétogenèse qui comporte deux phases libres et une phase captive. Les deux phases libres encadrent la phase captive. Chez l'homme, cette phase captive de la gamétogenèse correspond à la spermatogenèse.

La spermatogenèse se définit comme l'ensemble des évènements qui transforment la cellule germinale initiale (spermatogonie souche), cellule diploïde, en une cellule haploïde très spécialisée, le gamète mature mâle ou spermatozoïde.

Généralités

- La spermatogenèse est un processus très complexe aboutissant à une différenciation cellulaire majeure.
- Le processus actif et complet de la spermatogenèse est un processus continu de la puberté à la sénescence.
- La spermatogenèse a une durée constante de 74 jours dans l'espèce humaine.
- Toute atteinte de ce processus peut être responsable d'une diminution du nombre ou de la qualité des spermatozoïdes, et donc être à l'origine d'une infertilité masculine.

II. Localisation

La spermatogenèse prend place dans les testicules, qui associent deux fonctions exercées par deux compartiments différents :

- la fonction exocrine qui se déroule dans le compartiment intra-tubulaire, constitué par les tubes séminifères, et qui permet la production de spermatozoïdes ;
- la fonction endocrine qui se déroule dans le compartiment interstitiel, en dehors des tubes séminifères, contenant principalement les cellules de Leydig et qui permet la production d'androgènes.

Les testicules sont des organes pairs situés à l'intérieur du scrotum. Chaque testicule est entouré par une coque fibreuse constituée par du tissu conjonctif dense vascularisé fait principalement de fibres de collagène, appelée albuginée. De l'albuginée, partent des cloisons conjonctives appelées septa délimitant des lobules. On note 200 à 300 lobules par testicule, chacun des lobules contenant 1 à 4 tubes séminifères.
Les deux compartiments morphofonctionnels du testicule sont visibles en microscopie optique sur une coupe histologique de tissu testiculaire.

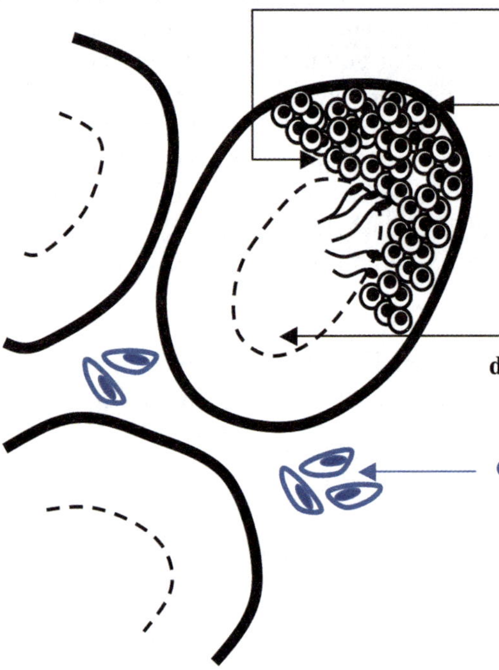

Figure 1 : Représentation schématique d'une coupe de tissu testiculaire adulte.

Ainsi, les sections de tubes séminifères apparaissent sous la forme de structures circulaires. Chaque tube séminifère, centré par une lumière, est limité par une membrane propre cellulaire et fibrillaire à l'intérieur de laquelle on observe une lame basale. Chaque tube séminifère est aussi tapissé par l'épithélium séminifère qui contient deux types de cellules (Fig. 1) :

- des cellules germinales qui réalisent la spermatogenèse ;

– des cellules somatiques appelées cellules de Sertoli qui reposent sur la lame basale.

Les cellules germinales situées en périphérie du tube séminifère au niveau de la région basale sont les spermatogonies ; les cellules germinales matures (spermatozoïdes) sont localisées au centre des tubes séminifères, au niveau de la lumière du tube.

Entre les tubes séminifères se trouvent les cellules de Leydig, formant le tissu interstitiel, véritable glande endocrine.

La spermatogenèse résulte d'interactions étroites entre les compartiments intra-tubulaires et interstitiels, indispensables au déroulement normal du processus spermatogénétique.

III. Schéma général

Chez l'homme, la spermatogenèse comprend trois étapes (Fig. 2) :

- une phase de multiplication cellulaire qui met en jeu les spermatogonies souches ou différenciées situées en périphérie des tubes séminifères et dont la durée est de 27 jours ;
- une phase de méiose des spermatocytes (spermatocytes I et II) qui dure 24 jours ;
- une phase de différenciation et maturation cellulaire appelée spermiogenèse qui transforme les spermatides en spermatozoïdes. Elle fait intervenir successivement les spermatides rondes, les spermatides en cours d'élongation, les spermatides allongées jusqu'au stade ultime de cellules hautement différenciées, les spermatozoïdes (le gamète mâle mature haploïde). La spermiogenèse dure 23 jours.

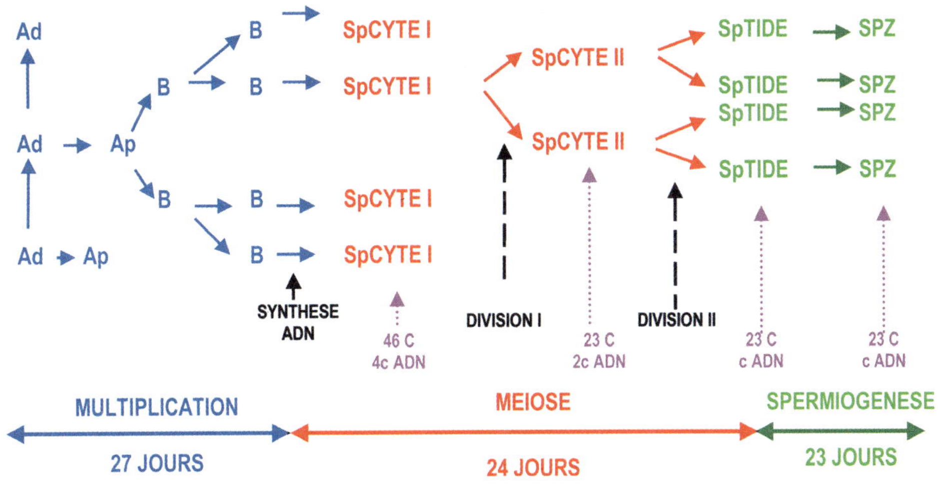

Figure 2 : Schéma général de la spermatogenèse.

1. La multiplication des spermatogonies

Cette phase de multiplication des spermatogonies est une étape importante de la spermatogenèse car c'est de cette phase que va dépendre l'efficacité de la spermatogenèse.
On distingue deux types de spermatogonies tenant compte d'une première classification décrite par Y. Clermont :

- les spermatogonies A se distinguant en deux sous types (Ad et Ap). Les spermatogonies Ad (d pour « dark ») ont une chromatine granuleuse et foncée, les spermatogonies Ap (p pour « pale ») ont une chromatine fine dispersée et claire, encore appelées spermatogonies poussiéreuses ;
- les spermatogonies B possèdent un noyau arrondi, à chromatine foncée et en amas, encore appelées spermatogonies croûtelleuses.

En microscopie électronique, les spermatogonies A sont pauvres en organites et les spermatogonies B sont plus nombreuses et sont décrites comme des spermatogonies possédant un certain degré de différenciation.

Les spermatogonies se multiplient par mitose de type mitose des cellules somatiques. Les spermatogonies Ad constituent le pool de réserve, elles sont considérées comme étant les spermatogonies souches. Les spermatogonies Ap constituent le pool de renouvellement de l'épithélium séminifère. Elles se divisent à leur tour et donneront les spermatogonies B.
Après cette première description, Dym et Clermont avancent une autre hypothèse concernant les divisions et la différenciation des spermatogonies. Ils distinguent les spermatogonies A0 constituant le pool de réserve et correspondant aux spermatogonies Ad, ces cellules sont relativement quiescentes en temps normal. Les spermatogonies A0 maintiennent d'une part le stock de spermatogonies A0 et alimentent d'autre part le pool de spermatogonies A1 possédant déjà un certain degré de différenciation. Les spermatogonies A1 correspondent aux spermatogonies Ap. Les spermatogonies A1 se divisent par mitose afin de renouveler le pool de spermatogonies A1 et se différencient en spermatogonies intermédiaires qui ensuite vont alimenter le pool de spermatogonies B en se différenciant. Les spermatogonies A ont ainsi plusieurs devenir possible : la réserve constituée de spermatogonies Ad ou A0, le renouvellement en spermatogonies Ap ou A1, la différenciation en spermatogonies B, la mort cellulaire par apoptose. L'apoptose concerne près de 2 /3 des spermatogonies et assure la régulation des divisions mitotiques et de la différenciation des spermatogonies.
Au total, les relations de filiation entre les spermatogonies sont l'objet de discussion. Il faut retenir que la spermatogenèse s'amorce par la multiplication mitotique des spermatogonies, qui d'une part assure le maintien d'une réserve de spermatogonies souches et d'autre part alimente la lignée germinale à partir de cellules filles de la cellule initiale.
Les spermatogonies B se divisent en spermatocytes de 1er ordre (Spermatocytes I) qui entrent en méiose. Le spermatocyte de 1er ordre effectue une dernière synthèse d'ADN pré-méiotique, qui correspond au stade pré-leptotène.

2. La méiose

Le Spermatocyte de 1er ordre entré en méiose effectue la première division méiotique et donne alors deux Spermatocytes de 2e ordre (Spermatocyte II)

(Fig. 2). Chaque Spermatocyte II donne naissance, après la 2e division méiotique, à deux spermatides. Si on considère le contenu en ADN des cellules germinales, les spermatocytes I après la synthèse d'ADN pré-méiotique contiennent 46 Chromosomes, chacun formé de 2 chromatides, donc 4 c ADN. Après la 1re division méiotique, chaque spermatocyte II contient 23 Chromosomes formés de 2 chromatides, soit 2 c ADN. Après la 2e division méiotique, chaque spermatide contient 23 Chromosomes formés chacun d'une chromatide, soit 1c ADN. Ceci restera inchangé au cours de la spermiogenèse. Un autre point de régulation par apoptose intervient aussi au cours de la méiose avec une perte de 50 % des cellules au cours du processus méiotique, principalement à l'issue du point de contrôle du pachytène.

3. La spermiogenèse

Pendant la spermiogenèse, les spermatides rondes haploïdes (Fig. 3) issues de la deuxième division méiotique subissent d'importantes transformations morphologiques, biochimiques et physiologiques dont la résultante est la formation du gamète mature mâle, le spermatozoïde. Pendant cette différenciation, on observe successivement les spermatides rondes, les spermatides en cours d'élongation, les spermatides allongées et enfin les spermatides matures très proches des spermatozoïdes.

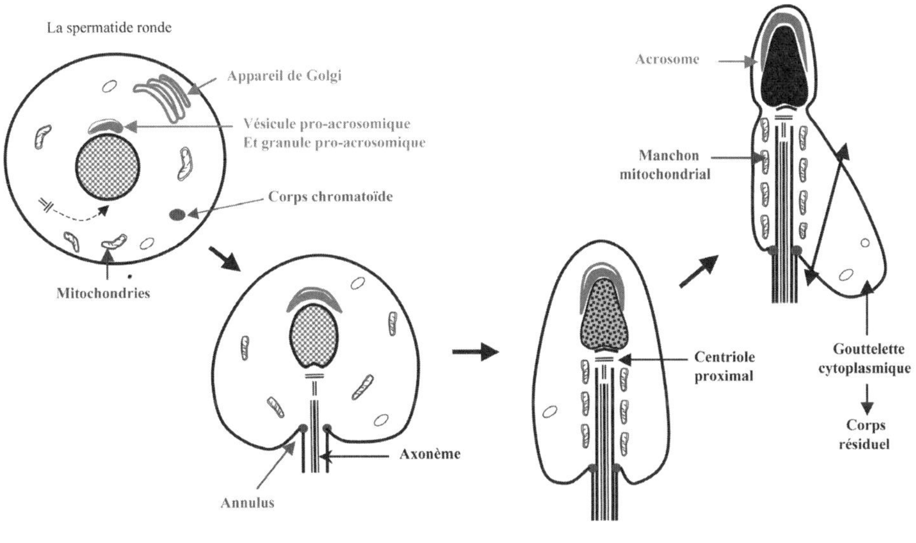

Figure 3 : Représentation schématique de la spermiogenèse.

Ces modifications simultanées intéressent à la fois le cytoplasme et le noyau et peuvent être définies schématiquement par : (1) la formation de l'acrosome à partir de l'appareil de Golgi, (2) la migration des centrioles et l'assemblage des structures qui vont former le flagelle, (3) la migration des mitochondries, (4) la réorganisation et la maturation du noyau et (5) la réorganisation du cytoplasme jusqu'au processus ultime de spermiation.

a. Formation de l'acrosome

La spermatide ronde contient un appareil de Golgi très localisé, produisant des vésicules golgiennes (Fig. 3). Ces vésicules fusionnent pour former une vésicule unique, la vésicule pro-acrosomique, limitée par une membrane, qui contient un granule pro-acrosomique. La vésicule pro-acrosomique se place au niveau du futur pôle antérieur du noyau du spermatozoïde et s'étale progressivement sur le sommet du noyau jusqu'à recouvrir ses 2/3 antérieurs. Le contenu de la vésicule se densifie et devient homogène. L'acrosome est alors formé et contient plusieurs enzymes protéolytiques comme la hyaluronidase ou la pro-acrosine. L'espace situé entre l'acrosome et le noyau porte le nom d'espace sous-acrosomal.

b. Formation du flagelle

La spermatide ronde possède une paire de centrioles, des mitochondries dispersées dans le cytoplasme et une structure dense en microscopie électronique, le corps chromatoïde. La formation du flagelle fait intervenir les centrioles et le corps chromatoïde.

Les centrioles migrent progressivement pour se positionner au pole opposé du noyau par rapport à la vésicule pro-acrosomique, futur pôle postérieur du noyau du spermatozoïde (Fig. 3). Le centriole proximal et le centriole distal ont une configuration en T caractéristique. Ils se placent au pôle postérieur du noyau où ils induisent la formation de la fossette d'implantation et de la plaque basale, ces structures servant à l'ancrage du flagelle sur la tête du spermatozoïde.

Le centriole distal donne rapidement naissance aux doublets de microtubules de l'axonème. Le centriole proximal sera déterminant pour les premières divisions du zygote.

Autour de l'axonème, s'organisent alors les fibres denses, la gaine fibreuse et les colonnes segmentées. Parallèlement, les mitochondries se regroupent au niveau de la pièce intermédiaire du flagelle et se disposent en hélice pour former un manchon mitochondrial autour des fibres denses. Enfin, le corps chromatoïde donne une structure circulaire appelée annulus, qui glisse le long du flagelle, et détermine la limite entre pièce intermédiaire et pièce principale du flagelle.

c. Modification du cytoplasme

La membrane plasmique vient se plaquer contre l'acrosome au pôle antérieur de la cellule. Le cytoplasme glisse autour du noyau dans le sens antéro-postérieur jusqu'à la région du col du futur flagelle et forme un corps résiduel qui sera progressivement phagocyté par la cellule de Sertoli. Ce processus permet à la spermatide de perdre une partie de son cytoplasme. Il persistera une gouttelette cytoplasmique encore appelée reste cytoplasmique, qui sera éliminée pendant le transit épididymaire.

d. Réorganisation du noyau

Le noyau de la spermatide est complètement réorganisé à la fois au niveau de sa taille, de sa forme et du degré de compaction de l'ADN. La finalité des modifications nucléaires est l'élongation nucléaire associée à la condensation et la composition de la chromatine.

Les spermatides rondes possèdent un noyau central ovoïde à chromatine dispersée comportant un ou deux nucléoles, dont les caractéristiques sont celles des cellules somatiques (Fig. 3). L'élongation nucléaire débute au milieu de la spermiogenèse de manière concomitante à la mise en place d'une structure transitoire, la manchette, constituée de microtubules qui se fixent sur la membrane nucléaire à la partie antérieure du noyau. La manchette disparaît en fin de spermiogenèse. L'implication directe de la manchette dans le processus d'élongation nucléaire semble controversée. La réduction du volume nucléaire peut s'expliquer à la fois par la compaction de la chromatine, par l'apparition de multiples replis au niveau de l'enveloppe nucléaire et la perte de matériel nucléaire au travers des pores. L'arrangement de la chromatine le long de l'axe principal du noyau met en évidence que la compaction de la chromatine débute au pôle postérieur du noyau et s'étend secondairement à la partie antérieure.

La condensation de la chromatine s'accompagne d'une modification de la composition en nucléoprotéines basiques associées à l'ADN. Chez l'homme, comme chez la plupart des mammifères, les histones de type somatique présents dans les étapes les plus précoces de la spermiogenèse sont partiellement remplacées par des nucléoprotéines basiques dites de transition, riches en arginine, histidine, lysine et cystéine. Le rôle de ces protéines de transition n'est pas encore clairement défini mais elles pourraient faciliter le remplacement des histones par les protamines. Les protéines de transition sont remplacées secondairement par les protamines, protéines de bas poids moléculaire plus basiques que les précédentes. Ces nucléoprotéines basiques sont riches en arginine et en cystéine. Les protamines sont responsables de la compaction de la chromatine dans les spermatides matures et les spermatozoïdes. Les protamines sont initialement phosphorylées pendant leur transport jusqu'au noyau ; après fixation à l'ADN nucléaire, leur déphosphorylation facilitera la compaction de la chromatine.

A l'issue de cette réorganisation du noyau, le contenu en protéines nucléaires de la tête du spermatozoïde est d'environ 80 % de protamines et 20 % d'histones. La compaction de la chromatine a réduit la taille du noyau, elle assure aussi la protection du génome du spermatozoïde. La forme finale du noyau compacté est spécifique à chaque espèce.

e. Le spermatozoïde

Le spermatozoïde naît de multiples transformations qui intéressent les spermatides au cours du processus de spermiogenèse. Sa structure et ses fonctions seront détaillées dans un chapitre spécifique.

Au sein de l'épithélium séminifère, les spermatozoïdes sont disposés en bouquet à l'apex des cellules de Sertoli. Les spermatozoïdes se détachent des cellules de Sertoli au cours du processus de spermiation et laissent en place les dispositifs d'ancrage Sertolien. Ces derniers éléments sont phagocytés par les cellules de Sertoli et leur phagocytose joue un rôle dans la régulation locale de la spermatogenèse.

> La spermatogenèse se déroule dans le tube séminifère, de la lame basale jusqu'à la lumière du tube. Il s'agit d'un phénomène continu chez l'homme adulte, par opposition à la femme où la gamétogenèse est discontinue. Sa durée totale est de 74 jours.
>
> Théoriquement, un spermatocyte I qui entre en méiose donne naissance à 4 spermatozoïdes, mais en réalité l'efficacité du processus est assez faible, car il existe à toutes les étapes des phénomènes d'apoptose (mort cellulaire programmée).
>
> L'efficacité de la spermatogenèse est donc le résultat d'un équilibre entre la prolifération des spermatogonies et les phénomènes d'apoptose. Le rendement est globalement faible, puisqu'en définitive 45 % des cellules vont être perdues.

IV. La cellule de Sertoli

Elle se situe dans le tube séminifère, au contact des cellules germinales (Fig. 4). Elle est en contact avec tous les stades cellulaires de la spermatogenèse et constitue donc une « ossature » sur laquelle repose la spermatogenèse.

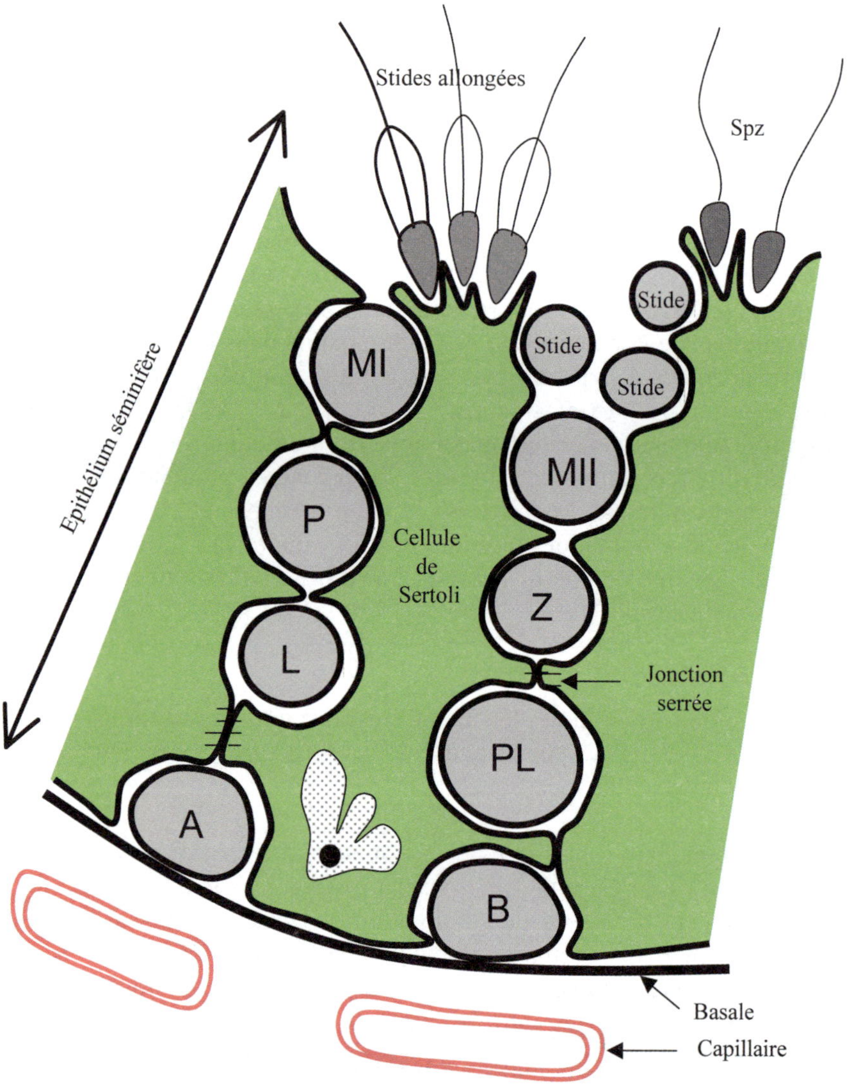

Figure 4 : La cellule de Sertoli au sein de l'épithélium séminifère. A : spermatogonie A, B : spermatogonie B, PL : spermatocyte pré-leptotène, L : spermatocyte leptotène, Z : spermatocyte zygotène, P : spermatocyte pachytène, MI : spermatocyte en métaphase I, MII : spermatocyte en métaphase II, Stide : spermatide, Spz : spermatozoïdes.

1. Morphologie

C'est une grande cellule étoilée qui s'étend sur toute la hauteur de l'épithélium séminifère, sa base étant accolée à la basale, et son sommet bordant la lumière.
Son cytoplasme émet de nombreux prolongements qui s'insinuent entre les cellules germinales.

Son noyau polygonal est situé à la base de la cellule et comporte un gros nucléole, témoin d'une grande activité cellulaire.

Les cellules de Sertoli sont reliées entre elles par des jonctions serrées continues. Ces jonctions serrées sont une composante essentielle de la barrière hémato-testiculaire interposée entre l'épithélium séminal et le sang. La barrière hémato-testiculaire est une barrière structurale qui contrôle les échanges entre les tubes séminifères et les espaces interstitiels. Elle est constituée par l'endothélium des capillaires sanguins, les cellules myofibroblastiques de la paroi des tubes séminifères et les jonctions serrées disposées entre les cellules de Sertoli et la membrane basale du tube.
La barrière hémato-testiculaire délimite deux compartiments :
- un compartiment basal contenant les cellules pré-méiotiques (spermatogonies et spermatocytes I au stade pré-leptotène) ;
- un compartiment ad-luminal contenant les cellules méiotiques et les cellules de la spermiogenèse (spermatocytes I dès leur entrée en méiose, spermatocytes II, et tous les stades ultérieurs de différenciation).

La barrière hémato-testiculaire isole les cellules germinales de la circulation sanguine, dès leur entrée en méiose. Ainsi, les hommes ne s'immunisent pas contre leurs propres cellules germinales différenciées, bien que celles-ci n'apparaissent qu'à la puberté. En pathologie, toute effraction de cette barrière peut être à l'origine d'une immunisation de l'individu contre ses propres spermatozoïdes. La barrière hémato-testiculaire assure une diffusion sélective de diverses substances.

2. Rôles

Les rôles de la cellule de Sertoli sont :
- d'assurer la cohésion de l'ensemble du tube séminifère (interactions physiques) ;
- d'assurer un rôle nourricier des cellules germinales par la sécrétion d'un nombre très important de substances comme par exemple des facteurs de croissance, en particulier dans le compartiment ad-luminal qui est isolé de la circulation (interactions chimiques) ;
- de contrôler la maturation et la migration des cellules germinales durant la spermatogenèse ;
- d'assurer la spermiation, c'est à dire la libération des spermatozoïdes dans la lumière du tube séminifère ;
- de sécréter le fluide testiculaire ;
- d'assurer un rôle endocrinien par la sécrétion de protéines :
  - l'inhibine et l'AMH (hormones glycoprotéiques),
  - l'Androgene Binding Protein (ABP) qui sert de transporteur aux androgènes,
- d'assurer une activité enzymatique : aromatase, 5 alpha réductase ;
- enfin, elle possède des récepteurs hormonaux :
  - des récepteurs membranaires à la FSH,
  - des récepteurs nucléaires à la testostérone.

V. La cellule de Leydig

La cellule de Leydig est située dans le tissu interstitiel péritubulaire et participe à la fonction endocrine du testicule en synthétisant les androgènes testiculaires.

1. Morphologie

En microscopie optique, les cellules de Leydig sont isolées ou le plus souvent en îlots. De forme polyédrique, elles possèdent un noyau central rond mononucléé. Leur cytoplasme renferme de nombreuses enclaves lipidiques et des enclaves protéiques appelées cristalloïdes de Reinke. Les cellules de Leydig sont en rapport étroit avec les capillaires sanguins et lymphatiques.
En microscopie électronique, leur cytoplasme renferme un réticulum endoplasmique lisse très abondant, de nombreuses mitochondries à crêtes tubulaires, des cristalloïdes de Reinke et des inclusions diverses.

2. Rôles

La cellule de Leydig synthétise des hormones stéroïdes, les androgènes testiculaires, et sécrète ainsi près de 95 % de la testostérone plasmatique et 20 à 30 % de la déhydroépiandrostérone (DHEA) plasmatique. Elle possède également une activité aromatase lui permettant à l'âge adulte de synthétiser du 17β œstradiol. En dehors de son activité de glande endocrine, la cellule de Leydig élabore différents facteurs participant à la régulation locale de la spermatogenèse.

VI. Evolution spatio-temporelle de la spermatogenèse

Au sein de l'épithélium séminifère, les différentes générations de cellules germinales disposées en couches superposées forment un certain nombre d'associations cellulaires différentes. Chaque type d'association correspond à un stade et on distingue 6 stades différents chez l'homme. La série complète des associations cellulaires qui apparaissent avec le temps et dans un ordre précis à un endroit donné du tube séminifère définit le cycle de l'épithélium séminifère. Le départ est lié à l'entrée en spermatogenèse de nouvelles générations de spermatogonies, qui se fait par groupes et de manière périodique. L'entrée en spermatogenèse par groupes est liée à la présence de ponts inter-cytoplasmiques entre les cellules germinales issues d'une spermatogonie, ce qui permet de produire des groupes synchrones de spermatozoïdes. La périodicité d'entrée en spermatogenèse est de 16 jours chez l'homme.
Les différents stades de maturation des cellules germinales ayant des durées différentes, si l'on considère une coupe transversale d'un tube séminifère à un moment donné, on ne voit jamais superposées toutes les générations de cellules germinales. Les cellules germinales que l'on observe appartiennent à des ondes spermatogénétiques différentes. En analysant des coupes successives en un même point du tube séminifère sur une période de 16 jours, on observe 6 associations différentes de cellules germinales qui correspondent au cycle de l'épithélium séminifère.

VII. Régulation de la spermatogenèse

1. Régulation hormonale

La spermatogenèse est soumise d'une part, à un contrôle hormonal complexe à 3 niveaux faisant intervenir l'axe gonadotrope encore appelé l'axe hypothalamo-hypophyso-gonadique, d'autre part, à un contrôle local par l'intermédiaire de facteurs de régulation locale paracrines, autocrines ou intracrines, qui sont sécrétés par les différents types cellulaires présents dans le testicule (Fig. 5).

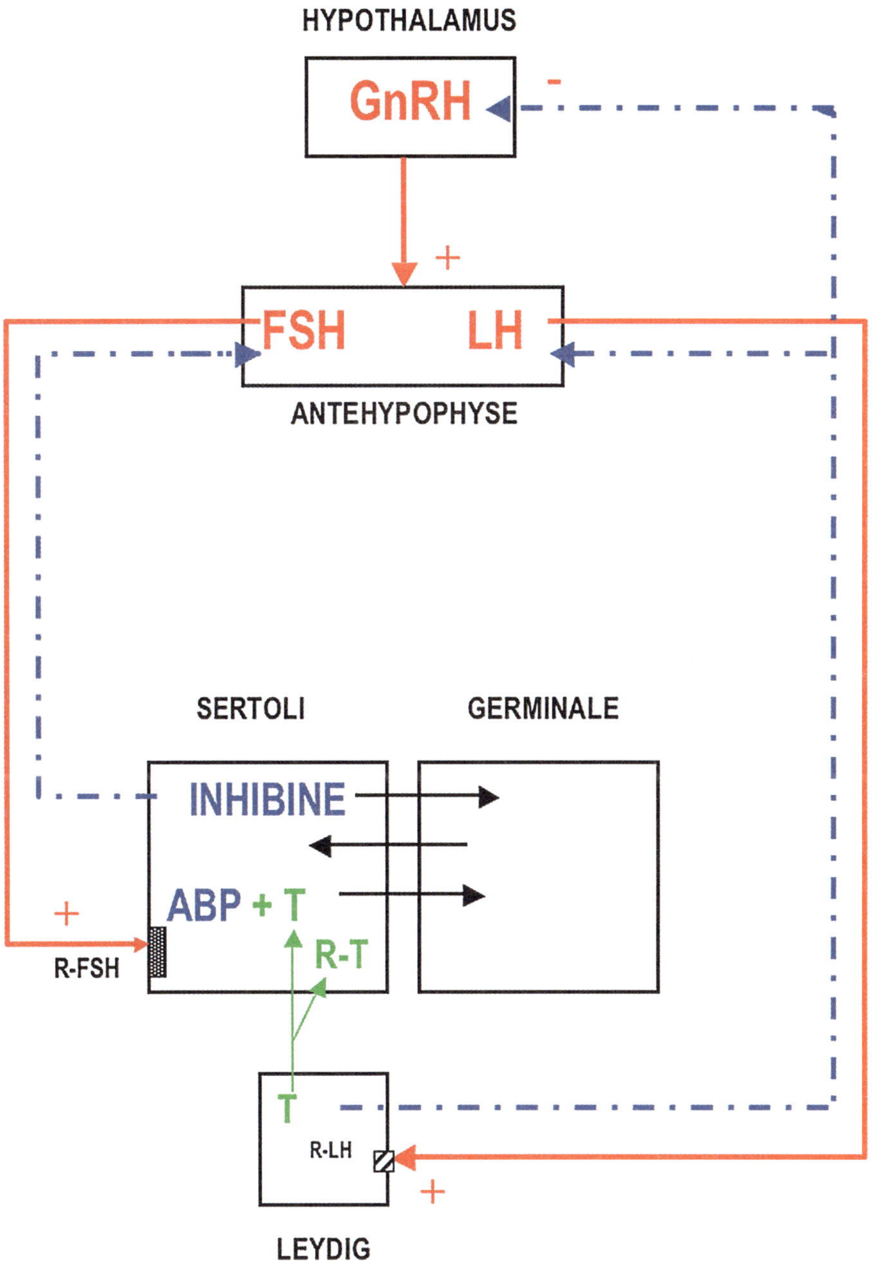

Figure 5 : Régulation de la spermatogenèse.

La régulation générale ou endocrine fait intervenir les neurones de l'hypothalamus qui synthétisent une gonadolibérine, la Gonadotrophine Releasing Hormone (GnRH). A partir de la puberté, cette synthèse est pulsatile. Les cellules cibles de la GnRH sont les cellules gonadotropes de l'antéhypophyse qui synthétisent les gonadotrophines, la FSH (Follicle Stimulating Hormone) et la LH (Luteinizing Hormone). Les gonadotrophines hypophysaires ont pour cellules cibles les cellules somatiques du testicule, respectivement les cellules de Leydig pour la LH et les cellules de Sertoli pour la FSH et agissent en synergie pour aboutir à une spermatogenèse qualitativement et quantitativement normale.

Les cellules de Leydig situées dans le tissu interstitiel possèdent des récepteurs membranaires à la LH. *In utero*, la LH permet la croissance et différentiation des cellules de Leydig à partir des cellules mésenchymateuses. La LH induit dans la cellule de Leydig la synthèse d'hormones stéroïdes, les androgènes testiculaires, et en particulier la testostérone. Les concentrations intra tubulaires de testostérone sont 100 fois supérieures aux concentrations observées dans le sang circulant. La testostérone agit aussi comme modulateur paracrine de l'action de la LH.

Sous l'action de la FSH, la cellule de Sertoli synthétise une grande variété de protéines, dont deux principales sont impliquées dans le contrôle hormonal de la spermatogenèse : l'Androgen Binding Protein (ABP) et l'Inhibine B. L'ABP est le transporteur de la testostérone. La testostérone produite par les cellules de Leydig se lie également à l'ABP, qui lui sert de transporteur pour agir sur les cellules germinales méiotiques et post-méiotiques. Les effets de la FSH varient en fonction du développement testiculaire : (i) en périodes prénatale et pré pubertaire, elle stimule la prolifération des cellules de Sertoli et la prolifération des spermatogonies ; (ii) en période pubertaire, elle induit l'initiation de la spermatogenèse et la maturation des cellules de Sertoli ; (iii) à l'âge adulte, en synergie avec la testostérone, elle assure le maintien d'une spermatogenèse quantitativement normale. Les effets de la FSH sont aussi dépendants du cycle de l'épithélium séminifère, la régulation locale modulant l'action hormonale de la FSH sur le mode paracrine. La FSH induit également dans la cellule de Sertoli la synthèse d'Inhibine B, qui a un effet inhibiteur sur les mitoses des spermatogonies. En retour, les cellules germinales ont un effet régulateur sur les cellules de Sertoli dont l'activité varie en fonction du cycle de l'épithélium séminifère.
L'axe hypothalamo-hypophyso-gonadique est le siège de mécanismes de rétrocontrôles exercés par les sécrétions des cellules somatiques testiculaires. L'inhibine B produite par la cellule de Sertoli, exerce un rétrocontrôle négatif sur la sécrétion de FSH par l'hypophyse. La testostérone produite par la cellule de Leydig exerce un rétrocontrôle négatif sur l'hypothalamus (GnRH) et l'hypophyse (LH).

La régulation locale agit en collaboration avec les gonadotrophines hypophysaires et met en jeu un réseau de communications entre les différents types cellulaires des deux compartiments tubulaires et interstitiels. Elle fait intervenir les interactions entre les deux compartiments testiculaires et les différentes cellules de ces deux compartiments : cellule de Leydig <–> cellule de Sertoli ; cellules de Leydig <-> cellules péritubulaires <–> cellule de Sertoli ; cellule de Sertoli <–> cellules germinales.

2. Régulation thermique

Au-delà de la régulation hormonale, la spermatogenèse chez les mammifères est régulée par la température. Chez l'homme la spermatogenèse normale ne peut se dérouler qu'à une température inférieure d'au moins deux degrés à la température corporelle c'est-à-dire à une température de 34-35 °C. Toute élévation de la température testiculaire même faible (par exemple de 2 à 3 °C) va entraîner une altération quantitative et qualitative des spermatozoïdes. Par ailleurs, la fonction de l'épididyme, notamment indispensable à la maturation physiologique du gamète mâle, est également thermo-dépendante.
Cette thermorégulation de la spermatogenèse et de la fonction épididymaire fait appel à deux systèmes de thermorégulation permettant une adaptation physiologique : le système vasculaire et le système scrotal (Fig. 6).

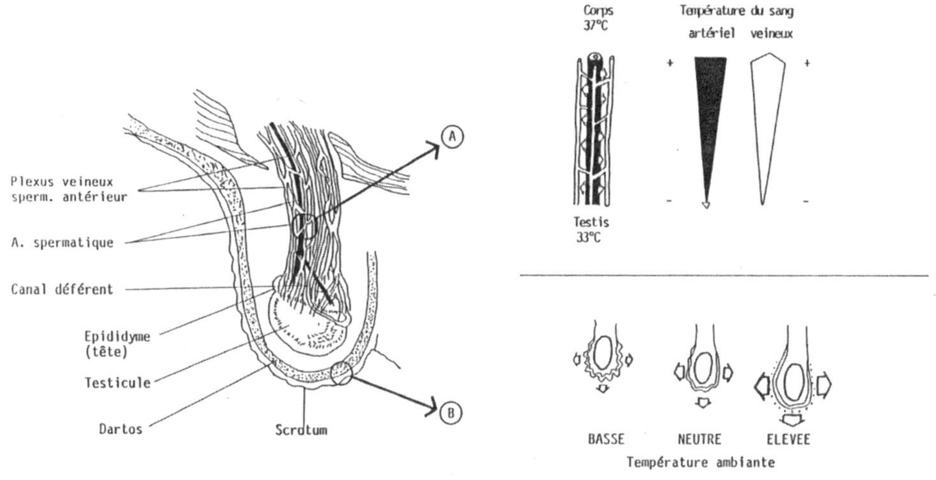

représentation schématique de la thermorégulation testiculaire avec le système vasculaire (A) et le système scrotal (B). Les flèches indiquent les transferts de chaleur.

Figure 6 : Régulation thermique de la fonction testiculaire. Dr R. Mieusset, *Régulation thermique de la fonction testiculaire*, Rech. Gynecol. 1, 3 : 163-171, 1989.

Le premier système est le système vasculaire. La particularité du système vasculaire est à l'origine des échanges thermiques. En effet l'artère testiculaire, au cours de son trajet, est entourée par un réseau veineux appelé plexus pampiniforme qui permet, grâce à des échanges thermiques à contre-courant, de refroidir le sang artériel qui irrigue le testicule, le sang veineux étant plus froid que le sang artériel.
Le second système est le système scrotal qui suite à la stimulation de récepteurs thermiques et la mise en jeux d'arc réflexes adapte le scrotum en fonction de la température. Ce système participe au refroidissement du sang veineux qui refroidit le sang artériel au sein du système vasculaire. En conditions hypothermiques, le dartos se contracte, entrainant une ascension des testicules vers la source de chaleur qui est le corps, le plissement de la peau scrotale diminue la surface d'échanges thermiques avec comme conséquence la diminution des pertes caloriques dans le milieu extérieur. A l'inverse, en conditions hyperthermiques, le dartos se relâche entraînant une extension du scrotum avec une peau déplissée et en conséquence une augmentation de la surface d'échanges ainsi qu'un éloignement des testicules

de la source de chaleur qu'est le corps. Cette augmentation de la surface d'échanges ainsi qu'une humidification (perspiration, transpiration) donc évaporation augmente notablement les pertes de calories vers l'extérieur et refroidit ainsi le contenu scrotal.
Le fonctionnement des systèmes de thermorégulation permet l'obtention de la température physiologique du testicule et de l'épididyme. Ces systèmes de régulation peuvent être dépassés par des conditions externes (par exemple expositions professionnelles à de fortes températures) ou internes (par exemple lors d'un fort épisode fébrile). Par ailleurs ces systèmes peuvent être altérés lors de certaines circonstances pathologiques. Enfin, l'augmentation de la température testiculo-épididymaire a pu être utilisée comme méthode de contraception masculine et la diminution de cette température est une piste pour le traitement de certaines inféconditès masculines associées à des températures scrotales anormalement élevées.

VIII. La maturation épididymaire

1. Structure de l'épididyme

Après la spermiation, les spermatozoïdes se retrouvent dans la lumière des tubes séminifères. Ils transitent alors dans les tubes droits, le rete testis et enfin dans les canaux ou cônes efférents. Les cônes efférents se jettent dans la tête de l'épididyme. L'épididyme est un long tube qui mesure 5 m chez l'homme, 60 m chez le bélier et 80 m chez l'étalon. L'épididyme comporte trois parties : la tête, le corps et la queue.
La paroi de l'épididyme comporte un épithélium pseudostratifié reposant sur une lame basale, elle-même entourée de cellules musculaires lisses. Les cellules de l'épithélium sont de deux types : les cellules principales comportant des stéréocils au pôle apical (microvillosités de la membrane cytoplasmique qui permettent d'augmenter la surface d'échange des cellules épidymaires) et les cellules basales. Les cellules épididymaires possèdent un appareil de Golgi et un reticulum endoplasmique granuleux très développé, présentant à leur pôle apical des jonctions étanches ou tight junctions. La hauteur de l'épithélium diminue de la tête à la queue de l'épididyme. Les échanges entre les cellules épididymaires et les spermatozoïdes s'effectuent principalement dans la tête et le corps de l'épididyme. La queue de l'épididyme sert au stockage des spermatozoïdes.

2. Fonctions de l'épididyme

L'épididyme assure des fonctions de sécrétion, d'absorption, et métaboliques. L'épididyme permet aussi le transport des spermatozoïdes, leur maturation avec acquisition du pouvoir fécondant (mobilité fléchante et aptitude à se fixer sur la zone pellucide) ainsi que leur stockage. L'épididyme participe également à l'élaboration du liquide épididymaire.

a. Fonctions de sécrétion

Il s'agit principalement de la sécrétion de protéines et glycoprotéines qui jouent un rôle dans la fertilité, la fixation à la zone pellucide, la prévention de la réaction acrosomique et des protéines intervenant dans la mobilité.

L'épididyme sécrète aussi des ions (potassium et phosphore) et des petites molécules organiques : l'inositol (glucose endocellulaire), la carnitine sous la forme d'acétylcarnitine.

b. Fonctions d'absorption

L'épididyme réabsorbe le liquide épididymaire avec une réabsorption de 90 % de l'eau, assurant ainsi une concentration des spermatozoïdes. L'épididyme assure aussi l'absorption de protéines spécifiques par endocytose comme l'andogen binding protein (ABP) et la transferrine.

c. Fonctions métaboliques

La réabsorption du liquide épididymaire va stimuler la glycolyse au sein des cellules épididymaires, active le métabolisme des acides gras (AcétylCoA), la conversion de la testostérone en Dihydrotestostérone (DHT) sous l'effet de la 5α-réductase, la biosynthèse des prostaglandines (PGE2, PGF2α) et le métabolisme de la vitamine D.

d. Maturation des spermatozoïdes

La maturation épididymaire des spermatozoïdes entraîne des modifications structurales, biochimiques et métaboliques des spermatozoïdes. Elle permet l'acquisition de la mobilité fléchante, l'acquisition de l'aptitude à se fixer sur la zone pellucide et la membrane plasmique ovocytaires. Les spermatozoïdes acquièrent ainsi l'aptitude à féconder l'ovocyte et à assurer un développement embryonnaire normal.

Modifications structurales, biochimiques et métaboliques

Le noyau du spermatozoïde subit une maturation finale caractérisée par une augmentation de la condensation de la chromatine avec l'établissement de ponts disulfures entre les cystéines des protamines. Cette maturation intéresse aussi les enzymes de l'acrosome.
Le cytoplasme subit également des modifications ultimes au cours du transit épididymaire caractérisées par une disparition de la gouttelette de cytoplasme au niveau de la pièce intermédiaire.
Une modification de la composition lipidique membranaire est également observée, responsable d'une augmentation de la fluidité membranaire. Ainsi, une augmentation des stérols s'associe à une diminution des phospholipides, ceci étant responsable d'une augmentation de la stabilité membranaire. La composition en protéines est également modifiée.

Acquisition de la mobilité fléchante

Au cours du transit épididymaire, les spermatozoïdes acquièrent l'aptitude à se déplacer. Au niveau des structures périaxonémales, les fibres denses et la gaine fibreuse sont stabilisées par des ponts disulfures. Les spermatozoïdes épididymaires sont immobiles dans leur milieu natif. Après dilution dans une solution physiologique, un mouvement vibratile ou vibratoire peut être observé au niveau de la tête. Lors de la progression des spermatozoïdes vers du corps de l'épididyme, leur mobilité augmente, leur trajectoire devient circulaire mais leur mouvement est non progressif. Au niveau de la queue de l'épididyme, leur mobilité est accrue et le mouvement des spermatozoïdes est progressif et linéaire. L'acquisition de la mobilité est sous la dépendance d'une augmentation de l'AMPc intracellulaire (ATP dépendante), une diminution du calcium intracellulaire et une augmentation du pH intracellulaire avec utilisation comme substrat énergétique la carnitine et l'acétylcarnitine.

Aptitude à se fixer sur la zone pellucide et la membrane cytoplasmique ovocytaires

Une modification de la composition en protéines membranaires confère aux spermatozoïdes une certaine résistance et stabilité leur permettant d'acquérir une propriété la « fécondance » ou le « pouvoir fécondant ». Ainsi, des protéines de la spermiogenèse d'origine testiculaire sont modifiées ou conservées dans leur état originel, de nouvelles protéines spécifiques de l'épididyme sont ajoutées, certaines protéines sont enlevées ou modifiées (résidus glycosylés, charges électriques modifiées…). Enfin, l'aptitude à féconder l'ovocyte et à assurer un développement embryonnaire normal est présente dans les spermatozoïdes de la queue de l'épididyme chez les mammifères en général et à la jonction tête-corps chez l'homme.

Après avoir acquis ces capacités potentielles (mobilité, fécondation, développement embryonnaire), les modifications physico chimiques du spermatozoïde vont le protéger en attendant son passage dans la glaire cervicale où débutera la capacitation.

e. Contrôle des fonctions épididymaires

Les fonctions épididymaires subissent un contrôle hormonal sous la dépendance des androgènes testiculaires (Testostérone+ABP, DHT+ABP). La dihydrotestostérone (DHT) est produite au niveau de l'épididyme après conversion par la 5α-réductase.

Les androgènes interviennent au cours du développement embryonnaire en permettant la différenciation de l'épididyme à partir des canaux de Wolff mais aussi maintiennent son activité fonctionnelle à l'âge adulte. L'ABP semble aussi exercer un contrôle local des fonctions épididymaires. Par ailleurs le fonctionnement épdidymaire est thermo dépendant (voir ci-dessus).

Chapitre 3 – Le spermatozoïde

Louis Bujan

Le spermatozoïde est le gamète mâle. Il s'agit d'une cellule haploïde, contenant la moitié de l'ADN somatique, extrêmement différenciée dans sa structure et extrêmement spécialisée dans ses fonctions. Cellule unique destinée à quitter le corps afin de permettre la fécondation de l'ovocyte et le développement embryonnaire. Pour cela, la structure cellulaire du spermatozoïde va lui permettre de remplir plusieurs fonctions : la migration, la fécondation, la transmission du matériel génétique et le développement embryonnaire. La morphologie de cette cellule est notable avec un flagelle et une extrémité céphalique reliés entre eux par le cou ou pièce connective. Le patrimoine génétique doit par ailleurs être protégé durant son transport vers l'ovocyte et ainsi le spermatozoïde possède un noyau à chromatine extrêmement condensé. Il s'agit d'une cellule très active possédant des activités métaboliques et une mobilité qui lui est propre.

Le spermatozoïde est une cellule facilement accessible à l'examen. Le spermatozoïde éjaculé est le résultat d'un long processus, la spermatogenèse, avec la libération du gamète mâle dans la lumière du tubule séminifère, suivie par la poursuite des phénomènes de maturation lors du transit épididymaire et enfin le contact avec les sécrétions des glandes annexes lors de l'éjaculation. L'ensemble des modifications physico-chimiques, physiologiques, survenues au cours de ces événements a pour résultat un spermatozoïde capable des différentes propriétés qui vont lui permettre d'atteindre son objectif : transmettre le patrimoine génétique permettant la procréation sexuée.

Le spermatozoïde a été observé au microscope pour la première fois en 1679 par Anton Van Leeuwenhoeck et en 1776 Lazzaro Spallanzani met en évidence la nécessité de la semence mâle pour la reproduction. Le spermatozoïde peut être observé en microscopie optique mais c'est essentiellement la microscopie électronique qui permet une description détaillée de cette cellule.

I. Microscopie optique

Le spermatozoïde a l'aspect d'une cellule comprenant trois grandes parties : la tête, le col et le flagelle, le tout mesurant chez l'homme environ 50-70 µm. Cette longueur est variable suivant les espèces pouvant exceptionnellement atteindre 6 cm chez certaines drosophiles.

De face, il se présente en microscopie optique comme une petite poire au niveau de la tête qui mesure 4 à 5 µm de long et 2 à 3 µm de large. De profil, il a l'aspect classique en flamme de bougie.
La pièce intermédiaire du flagelle est reliée à la tête par le cou, ou pièce connective, ou col. Cette pièce intermédiaire mesure 4 à 5 µm.
La pièce principale du flagelle mesure environ 10 fois la longueur de la tête, c'est-à-dire 45-50 µm et la pièce terminale 1 à 2 µm.

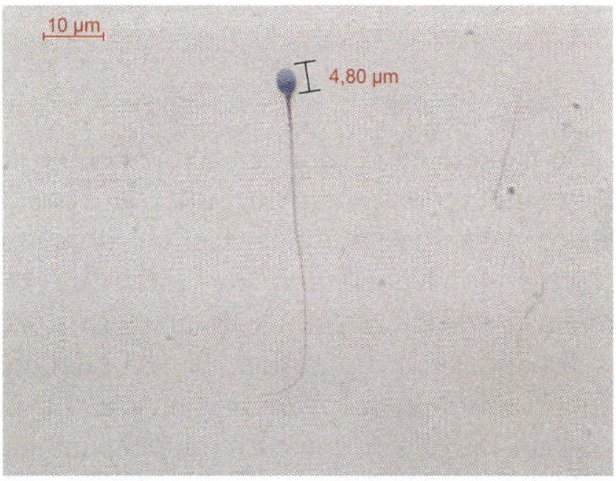

Spermatozoïde humain morphologiquement normal observé après coloration Harris-Shorr en microscopie optique (grossissement x 1000).

II. Microscopie électronique

La microscopie électronique permet de décrire tous les constituants de la cellule au niveau de ces différentes parties :

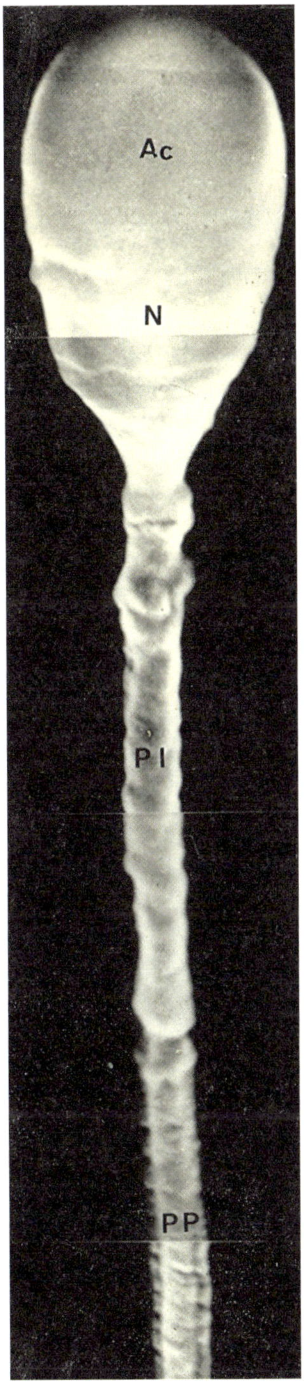

Spermatozoïde humain, microscopie électronique à balayage (photo du Pr Jean-Pierre Dadoune).

A : acrosome, N : noyau, PI : pièce intermédiaire, PP : pièce principale.

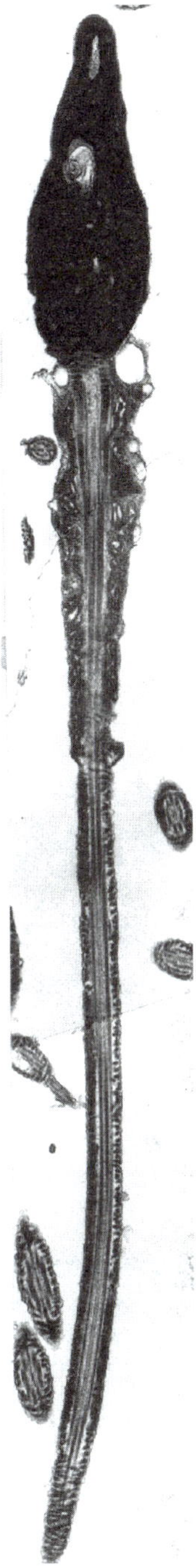

Spermatozoïde humain, microscopie électronique à transmission, fort grossissement (x 8000), les différentes structures du spermatozoïde sont visibles sur cette coupe (photo du Pr Jean-Pierre Dadoune).

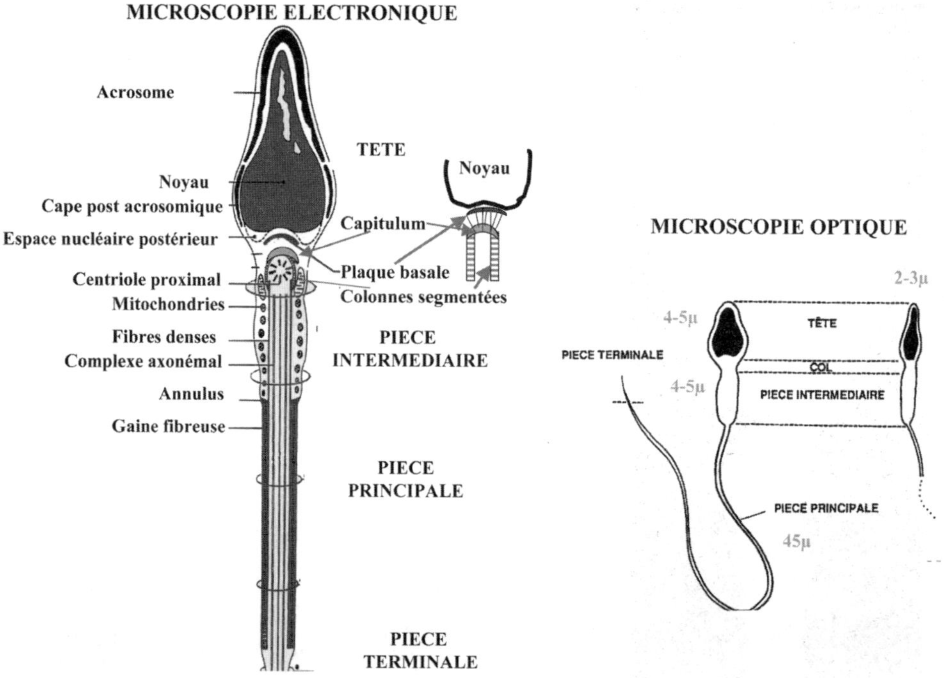

Structure schématisée du spermatozoïde humain.

1. Tête du spermatozoïde

La tête est ovalaire, en petite poire, les deux tiers antérieurs sont aplatis, le tiers postérieur arrondi. Un sillon (l'anneau nucléaire) délimite souvent les deux parties et correspond au bord postérieur de l'acrosome. La morphologie de la tête est spécifique de l'espèce.

Le noyau a une chromatine normalement dense, homogène et très condensée. Cette condensation qui s'est mise en place durant la spermiogenèse et s'est achevée durant le transit épididymaire assure la protection du génome. En effet, les protamines constituent la majorité des protéines nucléaires (80 %) et permettent une configuration particulière de l'ADN ayant pour résultat une structure dite en « beignet » qui a remplacé la structure classique en double hélice. Le matériel nucléaire apparaît ainsi au moins six fois moins volumineux que dans une cellule classique et est beaucoup plus résistant aux agents agresseurs. Au sein de la chromatine, il peut être retrouvé une ou deux vacuoles intranucléaires sans membrane propre.
Dans le cas d'un défaut de condensation, en microscopie électronique, la chromatine apparaitra avec un aspect tigré, moucheté. Ces spermatozoïdes peuvent être à l'origine d'infécondité.
Il est à noter que le noyau, et donc la tête, du spermatozoïde à une forme spécifique de l'espèce. Cette morphologie particulière s'étant mise en place durant la spermiogenèse notamment grâce à l'action d'une manchette de microtubules extra nucléaire. La matrice périnucléaire maintiendra le lien avec l'acrosome et la membrane plasmique de la cellule.

La membrane nucléaire comporte deux feuillets et a la particularité de ne pas posséder de pores sur sa plus grande partie, ceux-ci semblant localisés au niveau postérieur. Elle est accolée à la chromatine, sauf dans la partie postérieure, où elle va s'en écarter et former la membrane nucléaire redondante délimitant ainsi l'espace nucléaire postérieur. Il s'agit vraisemblablement, à ce niveau là, d'un lieu d'échanges avec le reste de la cellule. Une petite dépression sur la face postérieure du noyau va constituer la fossette d'implantation du flagelle et à ce niveau existe un épaississement des feuillets de la membrane nucléaire. En regard du feuillet externe, on retrouve une densification qui va constituer la plaque basale.

L'acrosome est assimilé à un granule de sécrétion dérivé de l'appareil de Golgi développé au cours de la spermiogenèse. Il coiffe les deux tiers antérieurs du noyau et l'on peut décrire sur cet acrosome deux feuillets de la membrane acrosomique : interne et externe. Il contient plusieurs enzymes hydrolytiques indispensables pour la traversée de la zone pellucide, tels que la hyaluronidase, la neuraminidase, la phosphatase acide, des phospholipases et principalement la pro-acrosine, qui interviendront dans le processus de fécondation lors de la réaction acrosomique. La pro-acrosine lors de la réaction acrosomique au contact de la zone pellucide donnera l'acrosine présentant une activité protéase qui participera à la traversée de la zone pellucide.

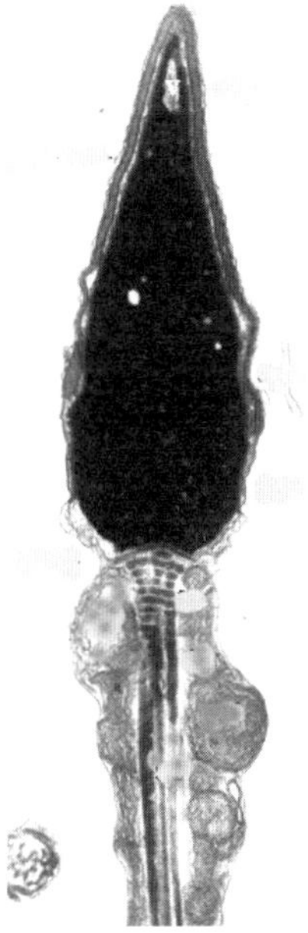

Spermatozoïde humain, microscopie électronique à transmission, fort grossissement (x 8000), les différentes structures de la tête et du cou du spermatozoïde sont facilement visibles sur cette coupe (photo du Pr Jean-Pierre Dadoune).

La membrane plasmique va recouvrir la membrane externe de l'acrosome et en arrière de l'acrosome, entre la membrane nucléaire et la membrane plasmique, une condensation va constituer la cape post-acrosomique. C'est au niveau de la cape post-acrosomique que débutera la fusion avec la membrane ovocytaire. Un sillon est noté au niveau de la membrane plasmique correspondant à la fin de l'acrosome : l'anneau nucléaire.

2. Le cou du spermatozoïde ou col

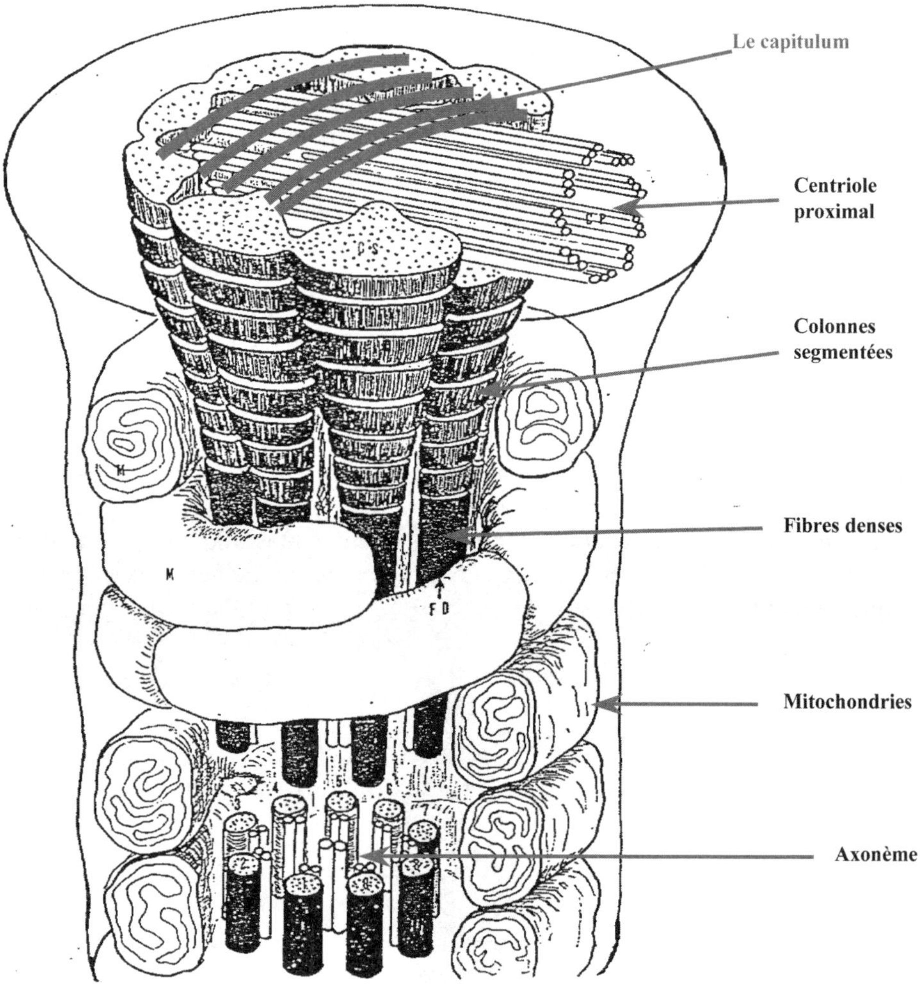

Essai de reconstitution spatiale de la pièce connective et de la pièce intermédiaire (J.-P. Bisson et G. David J., *Gyn. Obst. Biol. Repr.*, 1975).

Il est de petite taille. Il inclut la pièce connective et le centriole proximal. La pièce connective va assurer la connexion entre la tête et le flagelle et permettre un mouvement harmonieux des deux. Le centriole proximal apparaît sous la forme de neuf triplés de microtubules disposés en cercle sans tubules centraux. Ce centriole proximal va faire un angle de 75° à 90° par rapport à l'axe du centriole distal. Ce centriole proximal jouera un rôle critique dans la formation du fuseau de la toute première division après la fécondation.

On retrouve également à ce niveau la pièce connective principalement constituée des colonnes segmentées créant une forme en entonnoir. Cet entonnoir est recouvert du capitulum (chapeau), situé en regard de la fossette d'implantation, au regard de la plaque basale, au pôle caudal du noyau. Ce capitulum est relié à la plaque basale par des microfilaments pour assurer la cohésion entre les deux éléments. Un défaut de cohésion à ce niveau est responsable de l'apparition de

spermatozoïdes acéphales qui curieusement sont des cellules sans noyau mais mobiles dans le sperme.
Les colonnes segmentées, qui sont recouvertes par le capitulum, sont du matériel dense en microscopie électronique constitué de protéines fibreuses qui s'accumulent en regard des centrioles et vont constituer la pièce connective. Ces colonnes segmentées sont au nombre de 9, elles apparaissent striées en microscopie électronique d'où leur nom (5 mineures et 2 majeures divisées en 2) et vont se prolonger vers le bas par les fibres denses.

3. Le flagelle du spermatozoïde

Le flagelle comporte 3 parties, la pièce intermédiaire, la pièce principale et la pièce terminale.

Il est organisé autour de la structure centrale : l'axonème. Celui-ci se forme au centre des colonnes segmentées, dans leur partie inférieure, à partir du centriole distal et va constituer une structure classique 9 + 2 (9 doublets périphériques + une paire centrale). Cette structure, similaire à celle des cils de l'organisme, est indispensable au mouvement des spermatozoïdes.
La paire de microtubules centraux va être entourée de neuf doublets de microtubules. Des ponts radiaires font le lien entre les doublets de microtubules et la gaine entourant la paire centrale. Les doublets comprennent un microtubule complet (A, 13 sous-unité globulaires de tubuline) et un autre incomplet (B, 9 sous-unité globulaires de tubuline) adjacents. Les liens de nexine vont relier les doublets de microtubules et les bras de dynéine (externe et interne) vont glisser contre le tubule du doublet adjacent. Ainsi, les dynéines à activité ATPasique vont sous l'apport d'ATP s'attacher et se détacher du doublet adjacent. Ce mouvement, grâce notamment à la structure propre de l'axonème et à celle des constituants périaxonémaux, va être à l'origine du mouvement du flagelle.

L'axonème

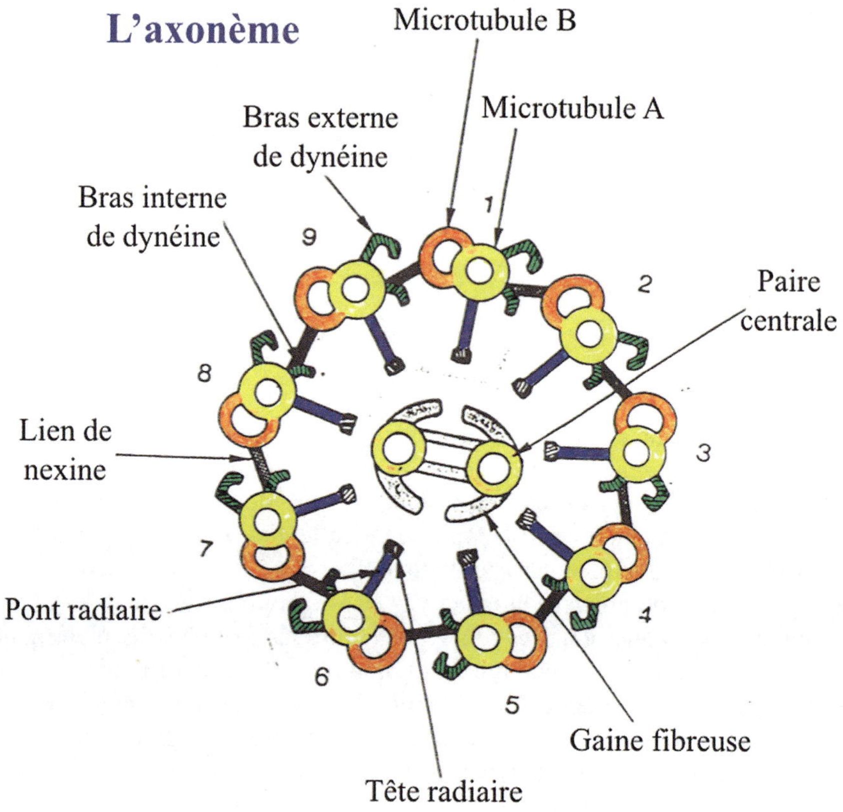

L'axomène, d'après J.P. Siffrol.

En regard des doublets de microtubules de l'axonème, la synthèse de protéines lors de la spermiogenèse va être à l'origine des fibres denses. Celles-ci vont donner une certaine rigidité élastique au flagelle. Les différences dans les structures entourant l'axonème (structures péri-axonémales) vont permettre de définir les différentes pièces du flagelle.

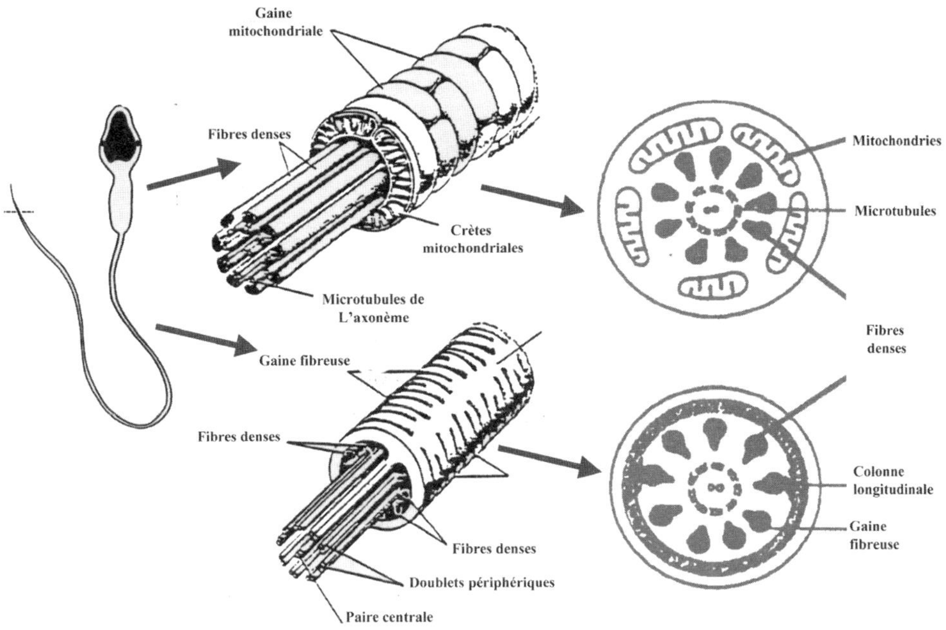

Flagelle du spermatozoïde, d'après J.P. Bisson et G. David J., *Gyn. Obst. Biol. Repr.*, 1975.

a. La pièce intermédiaire : du centre vers la périphérie

Le complexe axonémal, comparable à celui d'un cil comme détaillé ci-dessus : 9 paires de tubules périphériques, régulièrement espacées sur un cercle parfait au centre duquel il existe une paire de tubules centraux. La numérotation des doublets périphériques se fait par rapport au plan des microtubules centraux. Le doublet à midi du plan de la paire centrale est le n° 1, la numérotation se faisant dans le sens horaire.

Les fibres denses : éléments majeurs du flagelle, elles prolongent les colonnes segmentées. En regard de chaque paire de microtubules périphériques va se retrouver une densification protéique, appelée fibre dense. La numérotation des fibres fait en sorte que la fibre n° 1 se trouve sur le rayon perpendiculaire au plan du doublet central.

La gaine mitochondriale : lors de la spermiogenèse, les mitochondries ont migré pour constituer une gaine mitochondriale formée de 5 à 14 spirales de mitochondries chez l'homme. Elles sont de forme irrégulière, variée, les crêtes mitochondriales étant plus ou moins concentriques. Cette gaine mitochondriale constitue la centrale énergétique du gamète en fournissant notamment l'ATP indispensable au mouvement. Une altération structurale ou fonctionnelle de la gaine mitochondriale a pu être impliquée dans l'origine de certaines altérations de la mobilité des spermatozoïdes.

La membrane plasmique : à l'extérieur, on retrouve la membrane plasmique, avec un étranglement à la fin de la pièce intermédiaire constituant l'anneau appelé annulus.

b. La pièce principale : du centre vers la périphérie

L'axonème, gardant la même structure que précédemment.

Les fibres denses : elles ne commencent à se modifier que vers le tiers distal et elles vont se terminer à des niveaux différents de la pièce principale, témoignant ainsi de l'asymétrie de longueur des fibres denses.

La gaine fibreuse : au niveau de la pièce principale en effet, la gaine mitochondriale a été remplacée par des éléments semi-circulaires, renforcés dans le plan des microtubules centraux par un épaississement qui constitue les colonnes longitudinales. Les fibres denses 3 et 8 vont du reste se confondre assez précocement avec les colonnes longitudinales. Ces colonnes longitudinales ont un rôle fondamental dans l'orientation des battements flagellaires. L'organisation de la gaine fibreuse commence dès la fin de la pièce intermédiaire et se termine brutalement, marquant ainsi la fin de la pièce principale.

c. La pièce terminale

L'axonème à ce niveau se désorganise et est simplement recouvert par la membrane plasmique.

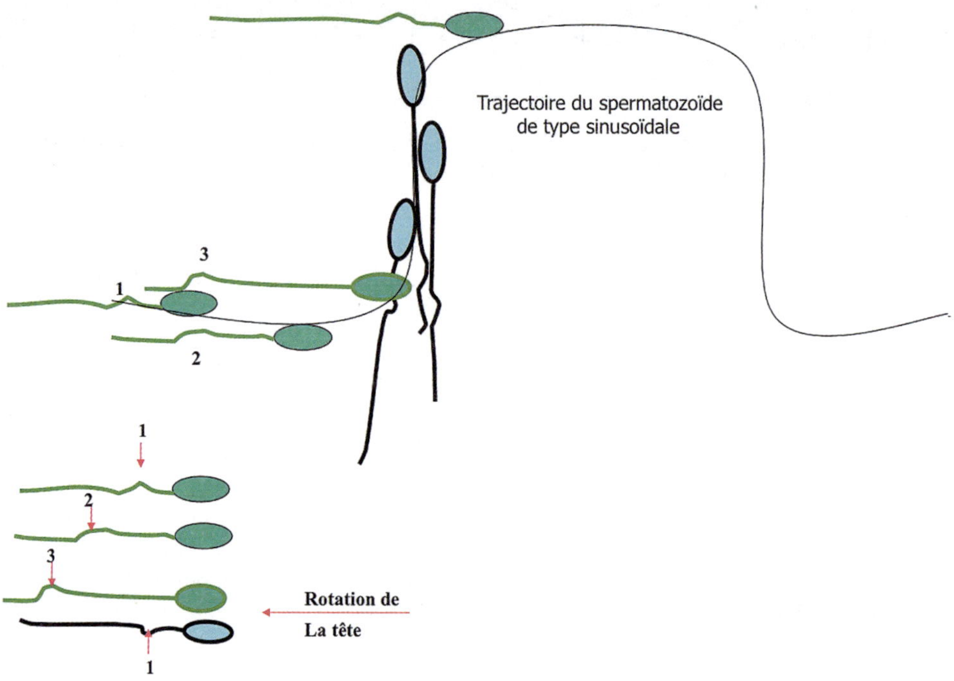

Mouvement du spermatozoïde (1 : naissance de l'onde flagellaire en arrière de la tête, 2 : progression de l'onde flagelaire, 3 : lorsque l'onde flagellaire atteint les deux tiers du flagelle on assiste à une rotation de la cellule, une nouvelle onde flagellaire prenant naissance du même côté :1).

La structure particulière du flagelle est responsable des caractéristiques particulières de la mobilité de la cellule. Une onde flagellaire va naître en arrière de la tête au niveau du flagelle et progresser le long du flagelle. Lorsque cette onde atteint les deux tiers du flagelle une rotation à 180 degrés de la cellule va se produire, une nouvelle onde flagellaire apparaissant au début du flagelle du même coté que la précédente. La rotation de la tête est facilement observable et son amplitude est le reflet de la force propulsive du flagelle. La rotation de la cellule a pour conséquence le mouvement progressif et sinusoïdal de la cellule.

III. Conclusion

Toutes les structures décrites en microscopie électronique ont un rôle dans la fonction des spermatozoïdes.
Le flagelle est responsable du mouvement du spermatozoïde qui a pour mission de transporter le patrimoine génétique. La mobilité du spermatozoïde dépend de l'ATP fournit par les mitochondries et est soumis aux influences physico-chimiques du milieu extérieur. Ainsi les caractéristiques de la cinétique des spermatozoïdes vont varier suivant qu'ils sont dans le plasma séminal, dans la glaire cervicale, dans l'utérus ou les trompes. La capacitation va entraîner des variations importantes dans ces caractéristiques.
Le noyau du gamète comporte un génome haploïde et a des caractéristiques spécifiques, notamment en ce qui concerne l'association ADN-protéines nucléaires. La transmission des informations génétiques mais aussi épigénétiques dépendent très clairement de la structure particulière de ce noyau. Par ailleurs, la configuration physico-chimique du noyau va permettre une importante protection de l'information génétique au cours de la longue migration de la cellule. Les caractéristiques du noyau sont indispensables aux étapes post fécondation et au développement embryonnaire normal.
Le centriole proximal sera nécessaire pour la mise en place du fuseau de la première division après la fécondation.
L'acrosome est un élément indispensable à la fécondation. Les spermatozoïdes dépourvus d'acrosome entraînent une stérilité. Il est impliqué en association avec la mobilité dans la traversée de la zone pellucide.
La cape post acrosomique est le lieu de la première fusion avec la membrane ovocytaire au moment de la fécondation. La membrane plasmique du spermatozoïde est hautement spécialisée et va subir un certain nombre de modifications physico-chimiques au cours de la vie du spermatozoïde en fonction du milieu dans lequel se trouve la cellule (épididyme, plasma séminal, glaire cervicale, trompes de Fallope…), modifications nécessaire à la finalité du gamète.

Enfin, il faut noter l'hétérogénéité des spermatozoïdes dans un éjaculat. Tous les spermatozoïdes ne sont pas vivants, mobiles ou morphologiquement normaux. Ainsi des normes ont été définies à partir d'hommes féconds. L'OMS vient d'actualiser les valeurs qui peuvent être considérées comme normales. Ces normes sont une aide pour l'exploration de l'infertilité du couple mais l'examen de sperme doit bien entendu être interprété en fonction de l'exploration médicale de l'homme avec notamment l'étude des antécédents médicaux et chirurgicaux, sa profession, l'exposition à certains toxiques et les résultats de l'examen clinique. Le tout doit être mis en rapport avec la durée d'infécondité et en raison des variations normales des caractéristiques du sperme, il ne faut point conclure sur un seul examen de sperme.

Norme des paramètres spermatique chez l'homme	
L'OMS, en 2010, a établit des limites inférieures à partir de l'étude de sperme d'hommes dont la partenaire a conçu dans les 12 mois suivant l'arrêt de la contraception : les 5e percentiles de la distribution sont considérées comme les limites inférieures du sperme normal chez l'homme. Il est important de savoir que de nombreux autres paramètres interviennent dans la probabilité de conception comme par exemple le facteur féminin et le couple.	
Paramètres du sperme	**Limite inférieure de référence**
Volume du sperme (ml)	1,5
pH	7,2
Nombre total de spermatozoïdes dans l'éjaculat ($x10^6$)	39
Concentration de spermatozoïdes par ml	15
Mobilité totale (spermatozoïdes mobiles progressifs et non progressifs, en pourcentage)	40
Mobilité progressive (spermatozoïdes mobiles progressifs, en pourcentage)	32
Vitalité (spermatozoïdes vivants, en pourcentage)	58
Morphologie (spermatozoïdes morphologiquement normaux en pourcentage)	4 *
Nombre de polynucléaires (coloration à la peroxydase, $x10^6$/ml)	<1 **

** : ce paramètre est très dépendant de la grille de lecture de la morphologie du spermatozoïde utilisée. Avec d'autres grilles de lecture que celle utilisée dans l'étude de l'OMS cette valeur serait plus haute (entre 20 et 30 % pour la grille de lecture de David).*

*** : limite supérieure de référence*

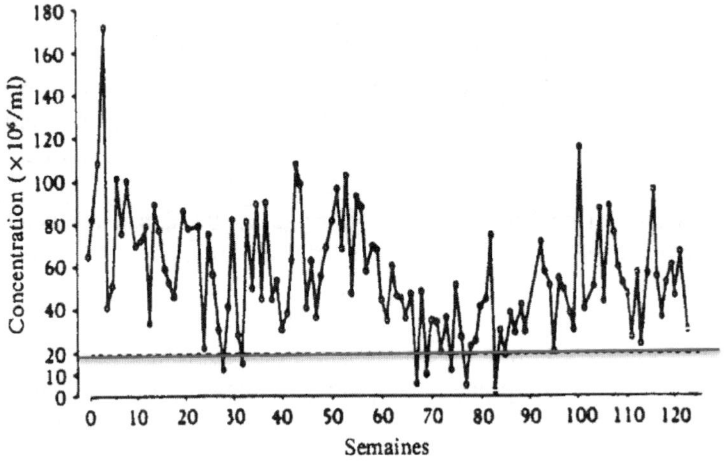

Variabilité des caractéristiques du nombre de spermatozoïdes chez l'homme : concentrations bihebdomadaires de spermatozoïdes chez un même sujet pendant une période de 120 semaines (la ligne grise représente le seuil de 20x106/ml). Aucun traitement particulier ni aucun épisode fébrile n'a été noté durant cette période (d'après Paulsen, *Manuel de l'OMS*, 3e édition, 1992).

Chapitre 4 – Folliculogenèse et ovogenèse

Paul Barrière et Thomas Freour

Les fonctions endocrines de l'ovaire et l'ovulation sont la résultante du fonctionnement de l'axe hypothalamo-hypophyso-ovarien. La folliculogenèse se produit à partir d'un stock (la réserve) de follicules mis en place au stade embryonnaire et pendant la vie fœtale. La folliculogenèse n'aboutit à une ovulation que pendant la vie cyclique de la femme entre la puberté et la ménopause.

I. Mise en place de la réserve ovarienne

1. Périodes embryonnaire et fœtale

L'ovogenèse comprend la formation, la croissance et la différenciation du gamète femelle. Elle comprend plusieurs étapes s'étalant sur plusieurs années, de la vie fœtale à la vie adulte. Le développement de l'appareil génital est marqué par l'existence d'un stade indifférencié jusqu'à la fin de la 6e semaine, la gonade indifférenciée étant constituée de cellules germinales primordiales (gonocytes) et de cellules somatiques.
Toujours discutée, l'hypothèse de la polarisation de l'ovocyte mature avec existence de territoires présomptifs dans l'ovocyte à l'origine de la lignée germinale et de territoires cellulaires préférentiellement à l'origine des différentes zones de différenciation du blastocyste puis du conceptus est de plus en plus acceptée. Les gonocytes primordiaux sont observables à partir du 21e jour après la fécondation et vont ensuite migrer, d'abord passivement puis activement durant les 4e et 5e semaines vers les crêtes génitales. La différenciation ovarienne se traduit morphologiquement à partir de la 8e semaine. Les gonocytes deviennent des ovogonies et continuent leurs mitoses intenses avec une répartition plutôt corticale, aboutissant à un stock de 600 000 à la fin du 2e mois, et 6 à 7 millions au 5e mois. Les cordons cellulaires vont former des follicules primordiaux à partir de la 16e semaine. On observe les premiers ovocytes dès la 12e semaine de vie fœtale. Ils entrent en méiose et restent bloqués en prophase de première division méiotique jusqu'à la reprise de la méiose qui survient juste avant l'ovulation.
Le nombre d'ovocytes de 1er ordre à la naissance est estimé à 0,7 à 1 million au total pour les deux ovaires. La diminution drastique entre le 5e mois de vie fœtale et la naissance s'explique par des phénomènes apoptotiques. Après la naissance, l'ovocyte reste bloqué en prophase méiotique. Dans le follicule primordial, l'ovocyte mesure 20 à 50 micromètres de diamètre et contient la vésicule germinative.

Au stade primaire, l'activité métabolique augmente (mitochondries). La zone pellucide et les granules corticaux se forment au stade secondaire. Elle est traversée par des prolongements des cellules de la corona radiata qui permettent la communication directe avec l'ovocyte. Le follicule tertiaire est caractérisé par la formation de la cavité antrale. L'ovocyte mesure alors plus de 100 µm de diamètre.
La folliculogenèse est sous le contrôle de deux hormones hypophysaires : la FSH et la LH. La FSH soutient la croissance folliculaire après liaison à son récepteur (FSH-R) situé exclusivement sur les cellules de la granulosa à partir du stade antral et dont l'affinité augmente progressivement. Les récepteurs à la LH (LH-R) sont situés sur les cellules de la granulosa en fin de phase folliculaire et surtout sur les cellules de la thèque interne.
En parallèle à cette régulation endocrine de la folliculogenèse connue depuis longtemps, une régulation paracrine d'importance au moins égale existe. Les membres de la famille du TGF-béta (GDF9 et le BMP15) sont les plus étudiés, et participent à la régulation du développement folliculaire et de l'ovulation.

2. La réserve ovarienne

La réserve ovarienne peut être définie comme le nombre et la qualité des ovocytes présents dans le cortex ovarien à un moment donné. Elle n'est pas mesurable directement en routine, les follicules primordiaux et primaires n'étant pas observables en échographie. La réserve ovarienne est cependant une réalité physiologique mesurable grâce à des indicateurs indirects de la taille et/ou de la qualité du stock de follicules primordiaux.
A la naissance, chaque ovaire contient entre 300 000 et 500 000 petits follicules primordiaux (diamètre de 25 à 65 µ m), soit un total de 600 000 à 1 000 000 follicules. Ce stock initial d'ovocytes, ou réserve ovarienne initiale, aboutit à l'ovulation pour seulement 300 à 400 follicules, soit un « rendement » très faible de 0,5 à 1 pour 1 000. Cette population de très petits follicules diminue progressivement avec l'âge pour aboutir à la ménopause à quelques dizaines ou quelques centaines de follicules résiduels. La réserve ovarienne suit physiologiquement un programme d'atrésie intense, mais la cinétique de cet épuisement ovarien est variable selon les femmes et aboutit en cas de perte accélérée à une insuffisance ovarienne prématurée.

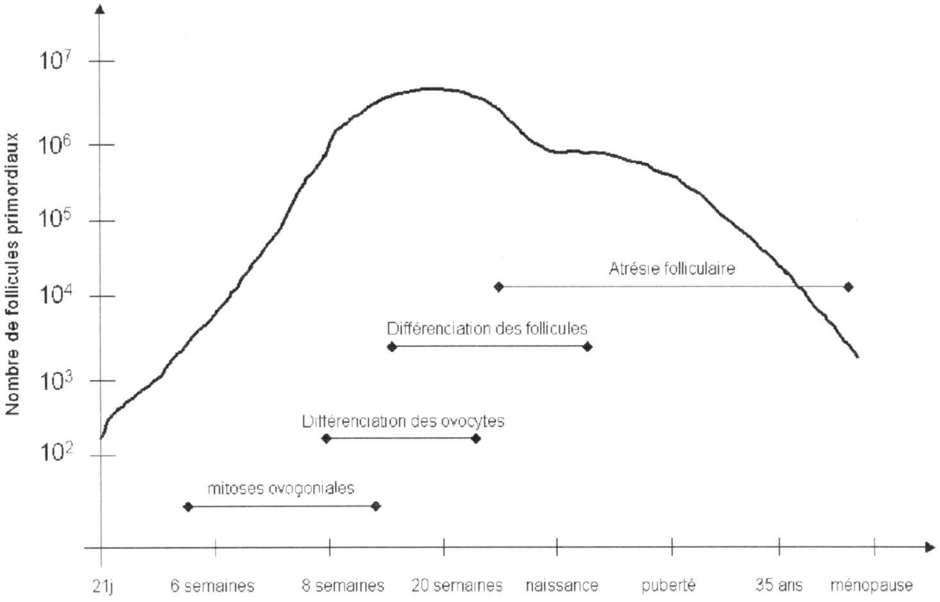

Figure 1 : Nombre de follicules primordiaux au cours de la vie.

Cette inégalité devant la vitesse d'altération de la réserve ovarienne est probablement majoritairement d'origine génétique, avec la notion de famille à risque de ménopause précoce (exemple : prémutation du gène FMR1), même si un certain nombre de cas reste inexpliqué. D'autres facteurs interagissent avec la vitesse d'appauvrissement de la réserve ovarienne, notamment le tabac.

3. La néo-ovogenèse

Il est généralement admis que les femelles mammifères naissent avec un stock défini d'ovocytes qui diminue avec l'âge. Cependant, on note chez certaines espèces de singes la présence de marqueurs préméiotiques cellulaires dans l'ovaire post-natal. Le concept de néo-ovogénèse fait débat depuis plusieurs. En 2004, J.-L. Tilly *et al.* publie un article provocateur. Ce travail très discuté évoquait l'existence d'une néo-ovogénèse chez la souris à partir de cellules souches situées dans le cortex de l'ovaire adulte ayant reçu une chimiothérapie théoriquement stérilisante. La même équipe persistait avec une nouvelle étude affirmant la génération *de novo* d'ovocytes à partir de cellules souches de la moelle osseuse. Ces travaux révolutionnaires sont toujours remis en cause par de nombreuses équipes, et il n'existe pas de certitude sur l'existence du processus de néo-ovogénèse.

II. Folliculogenèse et ovogénèse

1. Entrée en croissance

A partir du stock de follicules primordiaux, l'entrée en croissance est un phénomène continu, pas ou probablement très peu influencé par le statut ou les

variations hormonales de la femme. L'entrée en croissance a ainsi lieu avant la puberté, pendant les grossesses éventuelles, sous traitement hormonal et sous contraception hormonale.
L'entrée des follicules en croissance est le résultat de modifications de l'équilibre entre des facteurs inhibiteurs qui maintiennent les follicules primordiaux en quiescence et des facteurs activateurs qui recrutent les follicules pour la poursuite de la folliculogenèse. Parmi les facteurs inhibiteurs, il est possible de citer FoxL2 et l'hormone anti-müllérienne (AMH). Les facteurs activateurs sont d'origine ovocytaire et principalement GDF9, BMP15, FGF2 et kit-ligand. Les causes et les régulations de la sécrétion de ces facteurs par l'ovocyte ne sont actuellement pas connues. Le rôle des androgènes dans le recrutement folliculaire primaire est discuté.

2. Phases de la folliculogenèse

Les follicules primordiaux entrent en croissance par vagues quotidiennes. Environ 30 à 40 follicules débutent leur croissance chaque jour chez une femme de 25 ans pour une ovulation par mois. Ces follicules vont atteindre le stade de petits follicules antraux avant de subir une atrésie par apoptose, à l'exception du follicule ovulatoire qui bénéficiera d'un sauvetage antiapoptique.

a. Aspects morphologiques

- Follicule primordial :

Il est constitué de l'ovocyte dont le noyau est formé par la vésicule germinative (prophase de première division méiotique). L'ovocyte est entouré de quelques cellules somatiques aplaties dites de la granulosa et le diamètre de ces follicules est de l'ordre de 50 micromètres.

- Follicule primaire :

La transition liée à l'entrée en croissance est visible au niveau de la granulosa dont les cellules sont plus nombreuses et cubiques. Le diamètre est de 60 à 80 micromètres et une membrane basale (dite de Slavjanski) sépare les follicules du stroma ovarien.

- Follicules secondaires préantraux :

Les cellules somatiques se multiplient et la granulosa est formée de plusieurs couches de cellules cubiques. L'ovocyte secrète autour de lui une enveloppe glycoprotéique, la zone pellucide formée de 3 types essentiels de glycoprotéines sulfatées. La zone pellucide est une structure faite de filaments de molécules ZP2 et de molécules ZP3 en alternance régulière. Les filaments sont unis les uns aux autres par des ponts de molécules ZP1. Autour de la membrane basale les cellules du stroma ovarien se différencient pour constituer la thèque d'abord interne qui aura des compétences stéroïdogènes. Les cellules de la granulosa établissent des jonctions communicantes entre elles et avec l'ovocyte grâce à des prolongements qui traversent la zone pellucide. Le diamètre des follicules préantraux atteint 200 à 400 micromètres.

- Follicules antraux :

Les cellules de la granulosa élaborent des sécrétions qui forment des microcavités entre elles. Ces cavités vont progressivement confluer en une cavité unique qui contient l'antrum ou liquide folliculaire.

Autour de la thèque interne stéroïdogène se constitue une enveloppe fibreuse conjonctive appelée thèque externe. La membrane basale sépare toujours la granulosa de la thèque interne.

- Follicule mature préovulatoire :

En cycle spontané, ce follicule atteint 20 à 22 millimètres de diamètre. La granulosa est refoulée par le liquide folliculaire et présente des zones ayant des différences fonctionnelles. L'essentiel, en périphérie de la cavité antrale, est appelé mur externe. Saillant dans la cavité antrale et y flottant comme un drapeau, le *cumulus oophorus* contient l'ovocyte. Les cellules du cumulus qui entoure la zone pellucide forment la corona radiata et leurs prolongements restent en contact avec l'ovocyte. L'ovocyte contient les granules corticaux et a un diamètre de 100 à 120 micromètres.

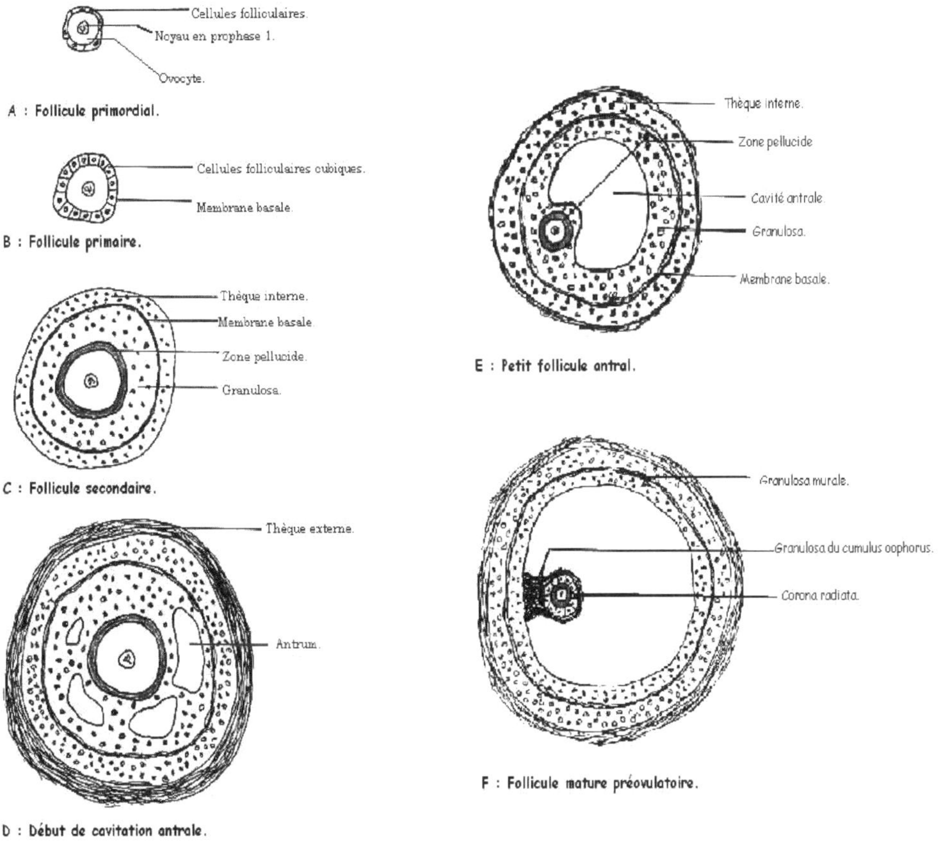

Figure 2 : Schémas représentant les différentes étapes de la folliculogenèse. Les échelles n'ont pas été complétement respectées compte tenu de la croissance folliculaire. Les stades de A à D correspondent à la croissance indépendante des gonadotrophines, les stades E et F à la croissance dépendante des gonadotrophines.

b. Aspects fonctionnels

- Durée de la folliculogenèse :

Le temps écoulé entre l'activation du follicule primordial et son éventuelle ovulation est largement supérieure à un cycle. Les calculs d'après l'analyse des index mitotiques avaient permis de l'estimer entre 4 et 5 mois. La reprise des cycles chez les femmes stérilisées par des traitements oncologiques après autogreffe de fragments ovariens cryopréservés a confirmé cette estimation en étant observée en environ 4 mois.

- Actions hormonales et paracrines :

La croissance folliculaire jusqu'au stade antral dépend de facteurs à effets auto- et paracrines secrétés localement par l'ovocyte et les cellules somatiques du follicule. Les facteurs les mieux connus et étudiés appartiennent à la famille du TGF-beta (GDF9 et BMP15). On retrouve également le betaFGF, le TGF alpha et IGF-2.
L'action du VEGF est essentielle au développement de la microcirculation nécessaire à la croissance rapide du follicule préovulatoire.
Les récepteurs hormonaux apparaissent tardivement dans les follicules préantraux et antraux. Les cellules de la granulosa acquièrent des récepteurs à la FSH tandis que les cellules de la thèque interne acquièrent des récepteurs à la LH. L'ensemble des follicules en croissance a une destinée orientée vers l'atrésie par apoptose.
A tout instant de la vie de l'ovaire chez une femme cyclique, la population des follicules antraux observés est constituée de follicules encore en croissance et susceptibles de répondre aux variations de la FSH et de follicules déjà en voie d'atrésie. L'atrésie atteint toutes les classes de follicules et non exclusivement les follicules antraux susceptibles d'être sélectionnés.

3. Sélection du follicule ovulatoire : croissance folliculaire dépendante des gonadotrophines

La sélection du follicule ovulatoire dépend d'une action antiapoptotique de la FSH. En fin de la phase lutéale du cycle précédent, l'apoptose du corps jaune en l'absence de grossesse fait chuter les taux de progestérone, d'estradiol et d'inhibine. La chute de progestérone supprime son rétrocontrôle négatif hypothalamique sur la sécrétion de GnRH dont la fréquence et l'amplitude des pulses augmentent.
La chute d'estradiol lève les rétrocontrôles négatifs de celui-ci au niveau hypothalamo-hypophysaire et la chute de l'inhibine lui fait perdre son rôle sélectif de freinateur de la sécrétion de la FSH. Ceci aboutit en fin de cycle et au début du nouveau cycle à une élévation du taux de FSH circulante. Parmi tous les follicules antraux qui ne sont pas encore entrés en voie d'atrésie, un follicule présente plus de récepteurs à la FSH. Cette particularité est sans doute liée au hasard et il n'a pas été établi de corrélation absolue avec la taille de ce follicule.
La FSH va entraîner dans ce follicule la poursuite de sa croissance en coopération avec les facteurs autoparacrines. Il apparaît ainsi un seuil de FSH qui prévient de l'apoptose folliculaire programmée. L'élévation du taux circulant de la FSH à l'intercycle atteint le seuil de recrutement pour le follicule le plus sensible à la FSH c'est-à-dire celui qui a le plus de récepteurs à la FSH dans la cohorte de follicules antraux. A ce moment l'action de la LH sur ses récepteurs de la thèque interne permet à ces cellules de synthétiser des androgènes. Les androgènes gagnent les cellules de la granulosa en franchissant la membrane basale. Une coopération entre 2 cellules (granulosa et thèque interne) et 2 gonadotrophines (FSH et LH) va permettre la sélection du follicule ovulatoire.
Les androgènes secrétés par la thèque interne vont pouvoir être transformés en estrogènes par les cellules de la granulosa grâce à l'action d'une aromatase,

synthétisée par la granulosa dans le follicule recruté sous l'influence de la FSH. Le taux de FSH circulant est maximal entre le 3e et le 5e jour du cycle, puis il s'abaisse. En effet les estrogènes (l'estradiol) secrété par le follicule recruté exerce un rétrocontrôle négatif sur la sécrétion de FSH. Le niveau de la FSH circulante n'est alors plus suffisant pour atteindre le seuil de recrutement des follicules qui présentaient moins de récepteurs à la FSH et leur atrésie ne va pas être évitée. En revanche le follicule recruté va poursuivre son évolution malgré des taux plus faibles de FSH en raison d'effets paracrines, de l'estradiol notamment, qui augmentent son propre nombre de récepteurs.
Le follicule recruté exerce principalement sa dominance sur les autres follicules de la cohorte par sa capacité à faire redescendre le taux de FSH en dessous de leur seuil de recrutement. Dans certaines espèces la sécrétion par le follicule dominant d'une protéine FRP (follicular regulatory protein) réprimant par une autre voie la croissance des autres follicules a été évoquée.
Lors des protocoles de fécondation *in vitro* où une multifolliculogenèse est recherchée, des taux élevés de FSH sont maintenus par des apports de FSH injectables afin de tenter de recruter l'ensemble des follicules antraux qui ne sont pas en voie d'atrésie.

4. Ovulation

En seconde partie de la phase folliculaire, le follicule dominant présente une croissance d'environ 2 millimètres par jour. En fin de phase folliculaire, les cellules de la granulosa acquièrent progressivement des récepteurs à la LH. Le rétrocontrôle négatif de l'estradiol sur l'axe hypothalamo-hypophysaire va s'inverser lorsque le taux d'estradiol circulant atteindra un certain niveau pendant une certaine durée consécutive (environ 150 pg/ml pendant plus de 60 heures).
Le rétrocontrôle positif de l'estradiol va entraîner le pic de LH survenant le lendemain du pic d'estradiol, L'ovulation aura lieu 40 à 42 heures après le début du pic de LH circulant.

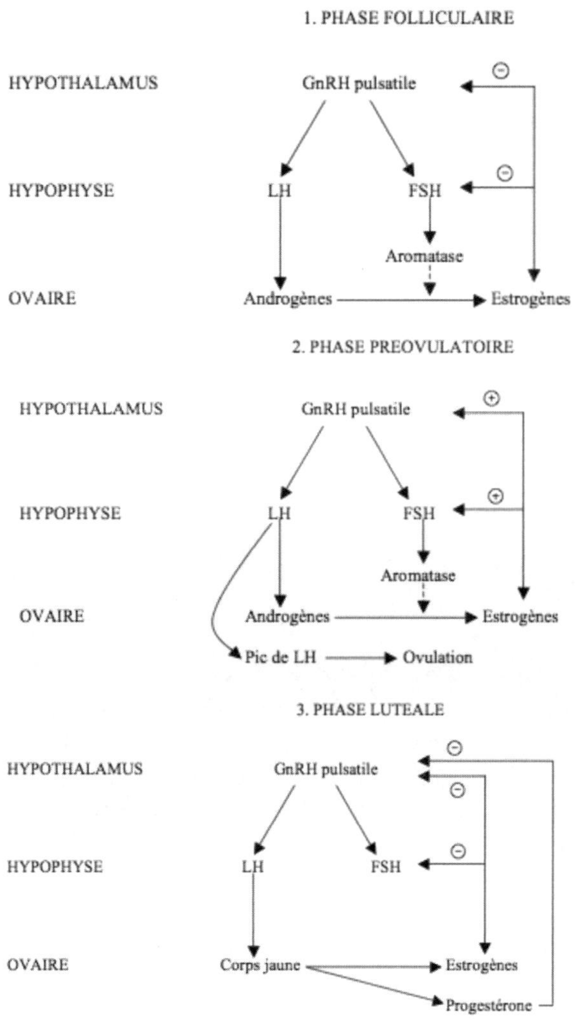

Figure 3 : Principales régulations hormonales au cours du cycle menstruel.

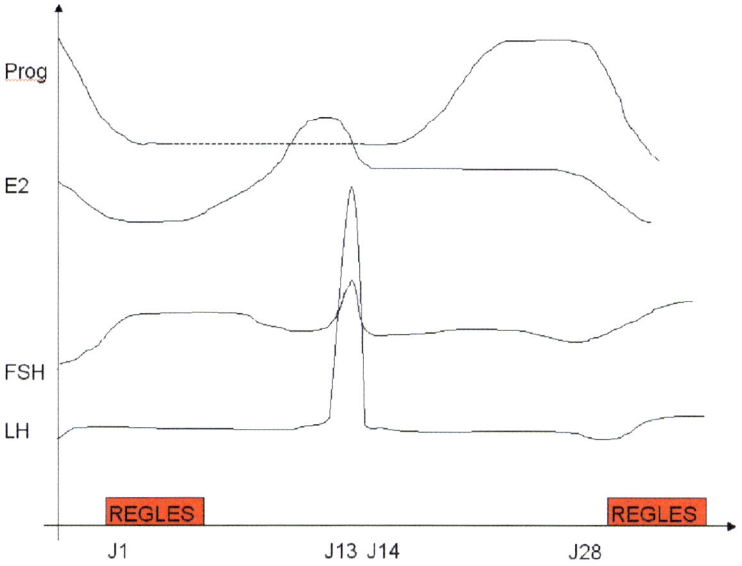

Figure 4 : Variations des principales hormones au cours du cycles menstruel (Prog = progestérone, E2 = estradiol).

a. Effets du pic de LH sur l'ovocyte

Il entraîne la reprise de meïose et l'expulsion du premier globule polaire. L'ovocyte sera ovulé en métaphase de seconde division méiotique.
La maturation ovocytaire se finalise au niveau membranaire (site de fusion avec la membrane postacrosomique du spermatozoïde) et cytoplasmique (migration des granules corticaux en périphérie, sécrétions d'enzymes, de protéines et synthèses des transcripts d'ARN messagers nécessaires à la fécondation et au développement embryonnaire précoce).

b. Effets du pic de LH sur le follicule

Le follicule préovulatoire fait saillie au niveau de la surface de la corticale ovarienne. La sécrétion du liquide folliculaire y maintient une tension. Le pic de LH entraîne une augmentation de la sécrétion de prostaglandines qui entraînent une diminution de la perfusion de l'apex folliculaire et une sécrétion locale d'enzymes proteolytiques. L'ensemble de ces phénomènes aboutit à la rupture folliculaire et à l'éjection du *cumulus oophorus* contenant l'ovocyte dans la cavité péritonéale où il sera capté par la trompe.

5. Formation du corps jaune

Sous l'action de collagénases, la membrane basale est effondrée et des capillaires sanguins gagnent la granulosa. Les cellules de la thèque interne et les cellules de la granulosa sont lutéinisées et secrètent sous l'influence de la LH des stéroïdes : estradiol et progestérone. Le corps jaune a une destinée apoptotique qui permet à la phase lutéale de durer 14 jours chez les femmes normoovulantes en l'absence de grossesse. L'HCG secrétée par l'embryon implanté pourra prévenir l'apoptose du corps jaune et le maintenir en corps jaune gestatif indispensable au maintien de la grossesse pendant le premier trimestre.

Chapitre 5 – La fécondation

Nathalie Sermondade, Rachel Levy, et Jacqueline Mandelbaum

I. Définition

La fécondation se définit comme la fusion de deux cellules matures haploïdes, les gamètes, en une cellule unique diploïde et totipotente appelée **zygote**, qui formera ensuite un **embryon** par de multiples divisions mitotiques. Cette fusion permet de restaurer la diploïdie par le mélange des chromosomes d'origine paternelle et maternelle.

Au niveau cellulaire, la fécondation s'inscrit ainsi dans un dialogue moléculaire entre le gamète masculin, ou **spermatozoïde,** et le gamète féminin, ou **ovocyte**. Les différentes étapes de ce dialogue constituent **l'interaction gamétique**.

Le tableau 1 résume et compare les principales caractéristiques des gamètes masculins et féminins.

	Ovocyte	**Spermatozoïde**
Taille	120μm	55μm (tête et flagelle), 3 sur 4,5μm (tête)
Ploïdie	Haploïde	Haploïde
Cytoplasme	Très développé	Réduit
Chromatine	Décondensée (histones)	Très condensée (protamines, ponts disulfures)
Méiose	Discontinue, arrêt en fin de prophase I (vésicule germinative, stade dyctié) puis en métaphase II	Continue tout au long de la vie

Tableau 1 : Principales caractéristiques des gamètes masculins et féminins.

Le **spermatozoïde** mature est le produit de la spermatogenèse (74 jours) et de la maturation épididymaire.

L'**ovocyte** subit une maturation nucléaire et cytoplasmique sous l'effet du pic ovulatoire de gonadotrophines. Au niveau nucléaire, après rupture des jonctions communicantes entre les cellules folliculaires et l'ovocyte, la première division de méiose reprend dans l'ovocyte bloqué au stade diplotène de la prophase I : c'est la rupture de la vésicule germinative. La première division de méiose s'achève avec l'expulsion du 1er globule polaire, puis la deuxième division de méiose débute et s'interrompt à nouveau en métaphase II. Au niveau cytoplasmique, les granules corticaux migrent, dès la reprise de la méiose, vers la zone sous-corticale où ils s'associent au cytosquelette. Cette migration s'accompagne du rassemblement des autres organites (Golgi, mitochondries) dans la région périnucléaire. De nombreux transcrits ovocytaires vont également être traduits lors de l'étape de maturation ovocytaire, en particulier le glutathion. Au moment de l'ovulation, l'ovocyte mature est donc bloqué en **métaphase de deuxième division de méiose** et apte à la fécondation.

II. Phénomènes préparatoires à la rencontre des gamètes

La rencontre des gamètes est possible sous certaines conditions topographiques et chronologiques.

1. Collecte et transport de l'ovocyte dans les trompes

Le **complexe cumulo-ovocytaire**, constitué par l'ovocyte mature entouré par plusieurs assises de cellules folliculaires qui forment la *corona radiata* et le *cumulus oophorus*, est capté à la surface de l'ovaire par les franges du pavillon ou *fimbriae*. Dans la trompe, il est ensuite rapidement véhiculé vers l'ampoule grâce aux cils des cellules tubaires et à la motricité tubaire. Il y séjourne environ 72 heures, puisque l'activité contractile tubaire est faible en période post-ovulatoire du fait de la sécrétion de progestérone, et que la jonction isthmo-ampullaire est fermée au niveau de l'isthme.

2. Trajet du spermatozoïde dans les voies génitales féminines

Le trajet des spermatozoïdes dans les voies génitales féminines n'est pas qu'un simple transit. En effet, les différents milieux du tractus génital féminin (glaire cervicale, liquide utérin, liquide tubaire) ont une action sur les spermatozoïdes en :

- éliminant le liquide séminal ;
- filtrant les cellules germinales immatures, les spermatozoïdes morts ou immobiles, les leucocytes, les bactéries ;
- sélectionnant les spermatozoïdes selon leur mobilité et leur morphologie ;
- contrôlant le nombre des spermatozoïdes arrivant sur le lieu de la fécondation ;
- et permettant leur capacitation (voir plus loin).

La figure 1 présente le trajet des spermatozoïdes dans les voies génitales féminines plusieurs heures après le rapport sexuel.

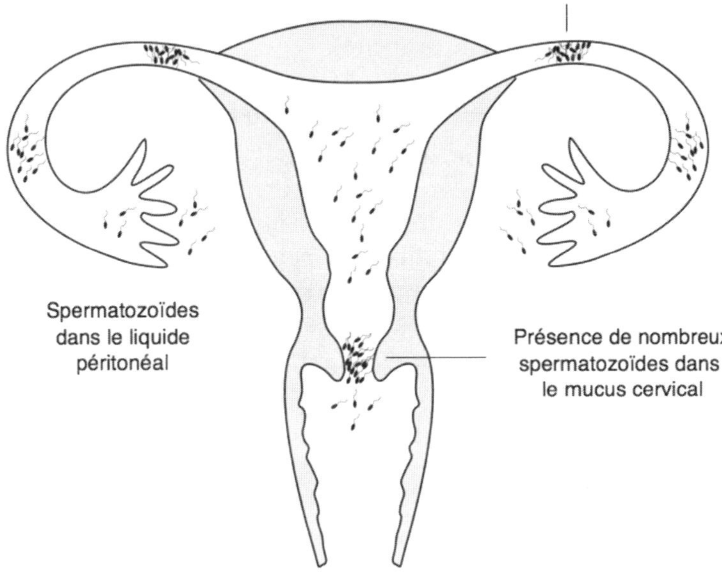

Figure 1 : Trajet des spermatozoïdes dans les voies génitales féminines plusieurs heures après le rapport sexuel.

a. Le vagin

Au moment de l'éjaculation, 40 à 600 millions de spermatozoïdes sont déposés au fond du vagin, au contact du col. L'éjaculat coagule immédiatement, puis la liquéfaction du coagulum se réalise en 20 à 30 minutes. Les spermatozoïdes sont alors en suspension dans le plasma séminal, essentiellement composé du produit des glandes annexes des voies génitales masculines, notamment des vésicules séminales (60 %) et de la prostate (30 %).

b. Traversée du col utérin et glaire cervicale

En période pré-ovulatoire, les spermatozoïdes mobiles entrent en contact avec la **glaire cervicale**, un mucus abondant et fluide produit par les glandes cervicales et qui s'écoule de l'orifice externe du col. Il s'agit d'un hydrogel formant un système fibrillaire fait de longues chaînes glycoprotéiques réunies par des ponts disulfures. Sous l'action des œstrogènes, les fibres orientées parallèlement à l'axe du canal cervical forment un filet à mailles larges (environ 30 µm de diamètre) qui guide les spermatozoïdes, sélectionne les spermatozoïdes mobiles à trajet progressif linéaire et les isole du plasma séminal.

Seulement environ 1 % des spermatozoïdes (soit en moyenne 3 millions) traversent la glaire cervicale en se déplaçant à contre-courant, le col utérin constituant donc une **première barrière physiologique** à la fécondation. Il constitue également un **premier lieu de stockage** grâce aux cryptes cervicales, permettant des libérations successives de spermatozoïdes en direction de l'utérus dans les heures suivant le rapport sexuel. Les spermatozoïdes qui n'ont pas pénétré la glaire sont, eux, rapidement détruits sous l'action de l'acidité vaginale.

Après l'ovulation, sous l'effet de la progestérone, la production de glaire diminue et elle devient imperméable aux spermatozoïdes du fait de ses mailles rétrécies et enchevêtrées (3 à 4 µm de diamètre).

c. Traversée de l'utérus et sphincter utéro-tubaire

Des spermatozoïdes sont présents dans l'utérus dès les minutes qui suivent le rapport sexuel, grâce à leur mobilité propre, mais surtout par l'action des cellules ciliées de l'endomètre et des contractions utérines. Les sphincters utéro-tubaires contrôlent ensuite la pénétration des spermatozoïdes dans les trompes, représentant ainsi une **seconde barrière physiologique**. Les spermatozoïdes humains parcourent les voies génitales féminines, depuis le col utérin jusqu'à l'ampoule tubaire, en moins de 30 minutes.

d. Traversée des trompes utérines

Environ dix mille spermatozoïdes pénètrent dans les trompes, où ils sont ralentis et immobilisés au niveau de l'isthme tubaire qui va constituer un **second lieu de stockage**, d'où ils seront libérés par vagues d'une dizaine.
La motricité tubaire et les cellules ciliées tubaires permettent aux spermatozoïdes de traverser la trompe dans toute sa longueur, depuis l'isthme vers la région ampullaire, lieu de la fécondation, et jusqu'à la cavité péritonéale où ils s'accumulent dans le cul de sac de Douglas.
Le liquide tubaire est constitué de transsudat plasmatique, des sécrétions des cellules glandulaires ainsi que du liquide folliculaire libéré lors de l'ovulation.

e. Au contact du complexe cumulo-ovocytaire

Après l'ovulation, une centaine de spermatozoïdes ont été sélectionnés lors de ce trajet et sont présents dans l'ampoule tubaire. Ils se trouvent au contact du **complexe cumulo-ovocytaire**. Des molécules chémo-attractives contenues dans le liquide folliculaire seraient à l'origine d'une attraction des spermatozoïdes par le complexe cumulo-ovocytaire.

3. Capacitation

a. Définition

La capacitation est une transformation éphémère et réversible du spermatozoïde éjaculé, jusqu'alors non fécondant *in vivo*. Le spermatozoïde mature, issu de l'épididyme, est protégé d'une capacitation prématurée lors de son stockage dans la queue de l'épididyme puis de son transit dans les voies génitales masculines : on parle de « dé-capacitation ».
Il subit, dans les voies génitales féminines, les modifications physiologiques nécessaires à l'acquisition des capacités fécondantes, notamment en le rendant apte à reconnaître la zone pellucide de l'ovocyte et à effectuer sa réaction acrosomique. Elles s'accompagnent d'un changement de mobilité du spermatozoïde qui devient hyperactif.

b. Mécanismes successifs et facteurs de capacitation

La capacitation du spermatozoïde consiste en différentes modifications successives de sa membrane plasmique dans l'utérus et les trompes.

Le premier mécanisme est l'**enlèvement des protéines de revêtement, également appelées protéines de « décapacitation », liées à la membrane plasmique**, acquises lors du trajet dans l'épididyme ou provenant des glandes annexes, qui empêchent une capacitation prématurée et assurent une protection du spermatozoïde après éjaculation.
Les glycosaminoglycanes (GAGs) (héparine, chondroïtine sulfate) des voies génitales féminines fixent les protéines de revêtement possédant un récepteur aux GAGs.
L'albumine et l'acidité du milieu utérin (pH inférieur ou égal à 6,5) permettent également le détachement d'autres protéines de surface non liées à la membrane par des liaisons covalentes.

Le second mécanisme est l'**enlèvement des stérols, notamment du cholestérol libre intercalé entre les chaînes de phospholipides** (phosphatidylcholine, phosphatidyléthanolamine, phosphatidylsérine et phosphatidylinositol) de la bicouche phospholipidique membranaire grâce à des accepteurs, albumine et lipoprotéines High Density Lipoprotein (HDL) et Low Density Lipoprotein (LDL), présents dans les sécrétions utérines et tubaires. Le départ du cholestérol permet une augmentation de la fluidité de la membrane par mobilité des phospholipides membranaires, favorisant la pénétration massive des ions Ca^{2+}. Le calcium se lie à la phosphatidylsérine, entraînant une déstabilisation de la phosphatidyléthanolamine qui quitte la bicouche lipidique de la membrane plasmique et forme des micelles.

Le troisième mécanisme consiste en l'**élimination des résidus glucidiques** par des enzymes des voies génitales qui remanient les chaînes oligosaccharidiques des protéines de structure intramembranaires.

c. Conséquences

Ces changements membranaires entraînent une **déstabilisation de la membrane plasmique du spermatozoïde** dont les conséquences seront :

- le **démasquage des récepteurs spermatiques** permettant la reconnaissance et la fixation à la zone pellucide ;
- la **mobilisation des protéines** (surtout de la région péri-acrosomique) et la perméabilité au calcium, préparant à la réaction acrosomique et à la fusion ;
- une augmentation du métabolisme du spermatozoïde dont le mouvement se modifie : **hyper-activation du mouvement** du spermatozoïde par augmentation de la fréquence et de l'amplitude du battement flagellaire. Ce changement de mobilité du spermatozoïde est lié à l'influx de calcium intracellulaire qui entraîne une augmentation de l'activité adénylatecyclase, avec hydrolyse d'ATP et élévation du taux d'AMPc dans le spermatozoïde.

d. Différences *in vivo* / *in vitro*

Le plasma séminal, constitué essentiellement des sécrétions des glandes annexes, vésicules séminales et prostate, doit être éliminé pour permettre la capacitation.
In vivo, cet enlèvement a lieu progressivement au cours du passage de la glaire cervicale au niveau du col utérin. Puis, les différentes modifications membranaires

ont lieu dans l'utérus et les trompes. La capacitation est d'autant plus courte qu'on approche de l'ovulation, du fait de l'action des œstrogènes.
In vitro, la capacitation peut être obtenue rapidement par lavage (centrifugation douce) ou migration ascendante dans un milieu contenant des glycosaminoglycanes et des accepteurs de cholestérol tels que l'albumine et des lipoprotéines. Elle peut également être induite par la progestérone, le liquide folliculaire ou d'autres composés chimiques (adénosine, pentoxyphiline, oxyde nitrique).

4. Période de fécondabilité

La période de fécondabilité est la période du cycle menstruel pendant laquelle un rapport sexuel peut être fécondant et suivi d'une grossesse.
Elle dépend de la date d'ovulation ainsi que de la durée de survie des gamètes. En effet, les spermatozoïdes peuvent survivre jusqu'à 3 ou 4 jours dans les cryptes de la glaire cervicale sécrétée pendant la période pré-ovulatoire. On admet que l'ovocyte peut être fécondé jusqu'à environ 24 heures après son ovulation. Au total, la période de fécondabilité ne dépasse donc pas 5 jours.

III. Interaction gamétique

Ovocyte et spermatozoïdes se rencontrent au niveau de l'ampoule tubaire. On décrit sous le terme **interaction gamétique** les phénomènes cellulaires aboutissant à la fécondation. En considérant comme T0 la mise en contact des spermatozoïdes avec le complexe cumulo-ovocytaire, environ 30 heures sont requises pour parvenir au début de la première division de segmentation. Cependant, les chronologies *in vitro* et *in vivo* ne sont pas superposables et il existe une certaine variabilité selon les embryons.

1. Traversée du cumulus

Le spermatozoïde doit franchir le *cumulus oophorus*, couche formée de 3 000 à 6 000 cellules folliculaires enchâssées dans une matrice acellulaire riche en acide hyaluronique et qui entoure l'ovocyte au moment de l'ovulation.
In vivo, seuls les spermatozoïdes capacités pénètrent le *cumulus* et la *corona radiata*, tout en conservant un acrosome intact. La hyaluronidase ne semble pas indispensable à cette traversée.
In vitro, la grande quantité d'hydrolase fournie par la réaction acrosomique d'une centaine de spermatozoïdes dissout la matrice hyaluronique : il en résulte une dissociation des cellules folliculaires qui permet le passage du spermatozoïde fécondant (son acrosome est intact).

2. Reconnaissance et fixation primaire à la zone pellucide

La zone pellucide constitue un maillage composé de plusieurs glycoprotéines appelées ZP1 (Zona Protein 1), ZP2, ZP3 et ZP4. Les glycoprotéines ZP2 et ZP3 sont associées en alternance et forment des filaments reliés entre eux par la glycoprotéine ZP1 (Fig.2).

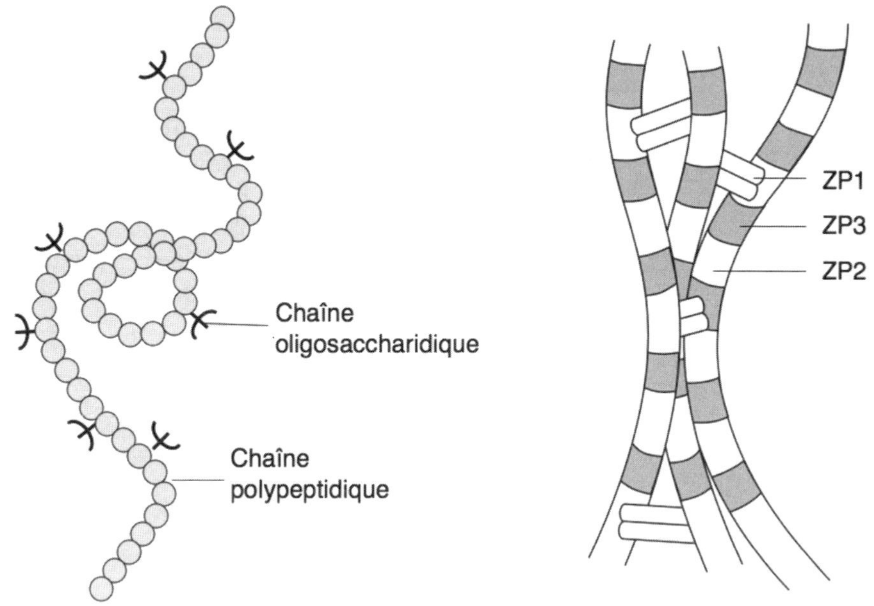

Figure 2 : Structure de la zone pellucide (d'après Wassarman, *Scient. Amer.*, 1988).

Pour franchir la zone pellucide, le spermatozoïde doit tout d'abord se fixer à sa surface, modifier la structure de sa tête par la réaction acrosomique et franchir l'épaisseur de sa paroi. La reconnaissance et la fixation des spermatozoïdes capacités sur la zone pellucide de l'ovocyte requièrent une **spécificité d'espèce** assurée par les oligosaccharides pellucidaires.

La **reconnaissance** met en jeu des systèmes de liaison généraux comme ceux par lesquels les cellules se fixent à des lames basales ou des matrices extracellulaires.

La **fixation primaire** débute par l'apex du spermatozoïde. Elle implique la ZP3 ovocytaire et des récepteurs spécifiques de la membrane plasmique recouvrant la partie antérieure de l'acrosome (ou apex) du spermatozoïde. Le système le mieux connu concerne la β1,4-galactosyltranférase ancrée dans la membrane plasmique spermatique qui vient reconnaître une chaîne oligosaccharidique β-N acétylglucosamine de ZP3. Des systèmes redondants sont probablement en jeu puisque les souris mâles invalidées pour le gène de la β1,4-galactosyltranférase sont fertiles. Par ailleurs, des données expérimentales dans différents modèles animaux suggèrent que ZP4 aurait également une activité de fixation du spermatozoïde et serait indispensable à l'interaction spermatozoïde-ovocyte.

3. Réaction acrosomique

L'acrosome est un granule sécrétoire, situé sous la membrane plasmique, délimité par une membrane externe et une membrane interne, dérivé de l'appareil de Golgi, et recouvrant les 2 tiers antérieurs du noyau du spermatozoïde.
La réaction acrosomique débute aussitôt la fixation primaire (ZP3) engagée grâce à une cascade Ca-dépendante. Elle est caractérisée par la fusion des membranes plasmique et acrosomique externe, libérant le contenu enzymatique de l'acrosome

(principalement acrosine, hyaluronidase) par un mécanisme d'exocytose (Fig.3). Ce mécanisme est dépendant de l'ouverture de canaux calciques à l'origine de l'élévation intracellulaire du taux de Ca^{2+}. La membrane plasmique du spermatozoïde fusionne de façon ponctuelle avec la membrane acrosomique externe formant des vésicules membranaires. Les enzymes acrosomiales contenues dans l'acrosome sont libérées (hyaluronidase, acrosine, β-N-acétylglucosaminidase) : elles modifient la zone pellucide de l'ovocyte ainsi que la zone équatoriale du spermatozoïde afin de préparer la fusion gamétique. La réaction acrosomique permet également l'exposition de récepteurs de la membrane acrosomique interne indispensables à la liaison secondaire à la zone pellucide.

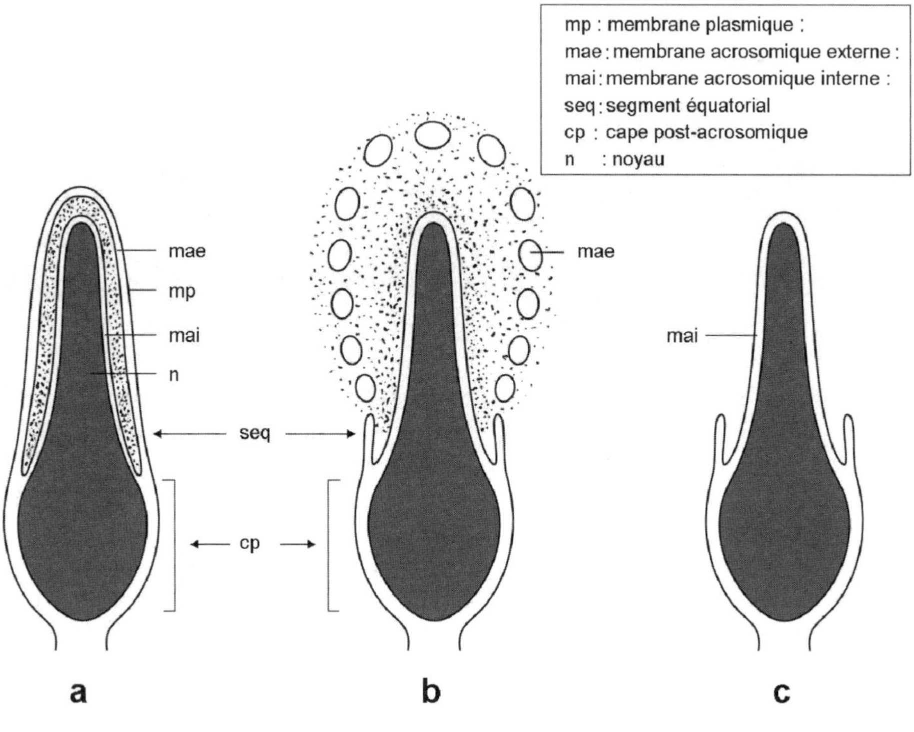

Figure 3 : Réaction acrosomique.

4. Liaison secondaire à la zone pellucide

Après la réaction acrosomique, l'ancrage du spermatozoïde est conforté par la fixation à la ZP2 de protéines présentes sur la membrane acrosomique interne, dont la proacrosine et SPAM-1 (SPerm Adhesion Molecule 1, membre de la famille des CAM, Cell Adhesion Molecule). Ainsi maintenu, le spermatozoïde va être en mesure de poursuivre sa progression à travers la zone pellucide.

5. Traversée de la zone pellucide

Le spermatozoïde traverse la zone pellucide par un trajet oblique en creusant un tunnel qui se referme derrière lui. Les différents facteurs de progression impliqués sont :

- mécanique : mouvement hyperactivé favorise la pénétration du spermatozoïde ;

- enzymatique : l'intervention de plusieurs enzymes acrosomiales, notamment la β-N-acétylglucosaminidase, qui rompt les liens entre spermatozoïde et ZP2/ZP3, la hyaluronidase, qui dissout l'acide hyaluronique occupant l'espace entre les mailles de la zone pellucide, et l'acrosine, qui rompt localement les ponts disulfures entre ZP1 et ZP2/3 et active les protéines fusiogènes.

Une fois la zone pellucide franchie, le spermatozoïde se trouve dans l'espace péri-vitellin.

6. Fusion des deux membranes plasmiques (T = 30 min)

Le spermatozoïde réagi ayant pénétré dans l'espace péri-vitellin vient rapidement se placer contre la membrane plasmique de l'ovocyte, tangentiellement.

La membrane plasmique ovocytaire forme des microvillosités qui entourent progressivement la tête du spermatozoïde en démarrant au niveau de la région post-acrosomique. La fusion des deux membranes plasmiques permet au spermatozoïde de s'enfoncer totalement dans le cortex ovocytaire. La pièce intermédiaire et le flagelle sont progressivement incorporés au cytoplasme sans fusion puis disparaissent en totalité. Il n'existe pas de microvillosité en regard de la zone d'expulsion du second globule polaire.

Il s'agit d'un processus non spécifique d'espèce, qui fait intervenir un complexe multimoléculaire incluant des protéines essentielles et d'autres facilitatrices ou redondantes. Sur la membrane plasmique du spermatozoïde, les ligands spermatiques comprennent notamment les protéines ADAM (A Disintegrin And Metalloprotease domain), dont ADAM2 (ou fertiline β) et ADAM3 (ou cyritestine), auxquelles répondent des récepteurs ovocytaires dont les intégrines et les tétraspanines (essentiellement CD9).

7. Activation de l'ovocyte et formation des *pronuclei*

La pénétration du spermatozoïde dans l'ovocyte déclenche immédiatement un ensemble de processus appelé **activation ovocytaire** qui se traduit par différentes modifications moléculaires au niveau du cytoplasme et du noyau ovocytaires. Elle permet la réalisation du premier cycle cellulaire qui s'achèvera par la première division de segmentation.

a. Mobilisation du calcium intracellulaire et oscillations calciques (T = 2 h)

Lors de la pénétration du spermatozoïde, la fusion spermatique constitue un signal qui provoque une augmentation rapide et transitoire de la concentration intracellulaire en calcium libre (Ca^{2+}).

Différentes hypothèses concernent le facteur de déclenchement de l'activation ovocytaire. Il s'agirait d'un facteur spermatique encore non identifié, mais universel et identique quelque soit l'espèce : ont été successivement proposées l'oscilline, puis la phospholipase C zeta (PLCζ). Elle pourrait induire une cascade aboutissant à la libération d'inositol tri-triphosphate (IP3) puis la libération brutale du calcium à partir des réserves du réticulum endoplasmique. Ce signal entraine une élévation massive et transitoire de la concentration intracellulaire en Ca^{2+} qui se propage en quelques secondes dans l'ensemble de l'ovocyte à partir du point de fusion et entraîne une série d'oscillations calciques toutes les 10 minutes environ pendant plusieurs heures. L'intensité (amplitude) et la fréquence des oscillations sont dépendantes de l'espèce. Ces pulses de Ca^{2+} sont indispensables aux événements de l'activation ovocytaire et jouent également un rôle déterminant dans l'aptitude ultérieure au développement embryonnaire. Ils s'accompagnent d'un accroissement du métabolisme et d'une intense synthèse protéique.

b. Réaction corticale

La fusion déclenche également l'exocytose de **granules corticaux** situés sous la membrane plasmique de l'ovocyte. Celle-ci débute au niveau de la zone de fusion puis s'étend en quelques secondes dans tout l'ovocyte. Les enzymes ainsi libérées dans l'espace péri-vitellin, notamment des enzymes hydrolytiques, modifient la zone pellucide. Elles rendent la partie interne de la zone pellucide (ZP2) impénétrable à d'autres spermatozoïdes après le spermatozoïde fécondant, assurant le **blocage de la polyspermie.** Un durcissement de la zone pellucide, permettant une meilleure protection du zygote puis de l'embryon préimplantatoire, est également observé.

c. Reprise de la méiose et formation des *pronuclei* (T = 6 à 7 h)

La tête du spermatozoïde s'enfonce dans le cytoplasme ovocytaire, le noyau perd son enveloppe, les chromosomes se décondensent du fait du remplacement des protamines par des histones ovocytaires grâce à la rupture des ponts disulfures sous l'action de facteurs cytoplasmiques ovocytaires (dont le glutathion). Le ***pronucleus* mâle** se forme lorsqu'une nouvelle enveloppe nucléaire se constitue autour de l'ADN spermatique à partir de vésicules du réticulum endoplasmique.

Environ 2 heures après le début de la fusion, l'ovocyte reprend et achève sa seconde division de méiose et expulse son second globule polaire constitué d'un des lots de 23 chromosomes à 1 chromatide entouré d'un peu de cytoplasme. Les 23 chromosomes maternels restés dans l'œuf après émission du 2e globule polaire s'enfoncent dans le cytoplasme ovocytaire, se décondensent, s'entourent d'une enveloppe nucléaire et constituent le ***pronucleus* femelle**.

Le *pronucleus* femelle est discrètement plus petit que le pronucleus mâle (respectivement 22 et 24µm de diamètre). Chaque pronuclei présente entre 3 et 7 nucléoles de taille similaire qui constituent les régions où sont synthétisés les ARN ribosomaux (rRNA).
L'apparition des deux pronoyaux ou *pronuclei* mâle et femelle dans l'œuf fécondé lui confère son nom de **zygote**. Les *pronuclei* sont formés 6 à 7 heures après le début de la fécondation et occupent tout d'abord une position périphérique.

d. Redistribution des organites cellulaires

Seules les mitochondries maternelles persisteront dans le zygote puisque celles du spermatozoïde sont rapidement dégradées. Avant la fécondation, les mitochondries ovocytaires sont réparties uniformément dans le cytoplasme. Au moment de la fécondation, elles se regroupent autour des pronoyaux puis migrent à chacun des pôles du fuseau de première division de segmentation. Elles permettront l'apport d'énergie nécessaire à la segmentation.

L'ovocyte mature ne possède plus de centriole. Le spermatozoïde apporte son centriole proximal à l'ovocyte, puisque le centriole distal a dégénéré après avoir participé à l'organisation du flagelle. Le centriole proximal fonctionne comme un centrosome ou centre organisateur des microtubules. A partir du centrosome s'organise un demi-fuseau mitotique appelé **spermaster**, qui attire le pronoyau femelle, s'étend progressivement à l'œuf entier sous forme de microtubules disposés de façon radiaire, puis entraîne les deux *pronuclei* au centre du zygote. Ce demi-fuseau disparaît en quelques heures. Notons que toute anomalie du spermaster ou son absence (en cas de microinjection de têtes spermatiques isolées notamment) aboutit à de graves perturbations des mitoses futures et donc de la segmentation de l'embryon.

IV. Premier cycle cellulaire embryonnaire

La réplication de l'ADN, phase S de ce premier cycle cellulaire, a lieu à T = 12 h, c'est-à-dire quelques heures après la formation des *pronuclei*, et indépendamment dans chacun d'entre eux. Une phase G2 fait suite à ce processus ; elle s'étend sur plusieurs heures pendant lesquelles les deux *pronuclei* migrent vers le centre de la cellule et s'apposent sans fusionner. Vers T = 18 h, les *pronuclei* sont apposés et centraux.

Puis, chaque *pronucleus* entre en prophase, les chromosomes s'individualisent, les enveloppes nucléaires se fragmentent et disparaissent.

Les chromosomes paternels et maternels restent groupés séparément, attachés aux deux centres organisateurs des microtubules, et se placent sur la plaque équatoriale du fuseau de première division mitotique. Ce stade de **syngamie,** qui a lieu en moyenne 30 heures après la mise en contact des spermatozoïdes avec le complexe cumulo-ovocytaire, signe l'achèvement de la fécondation.

La première division mitotique se produira en moyenne à 36 heures et aboutira à la formation d'un embryon à deux blastomères.

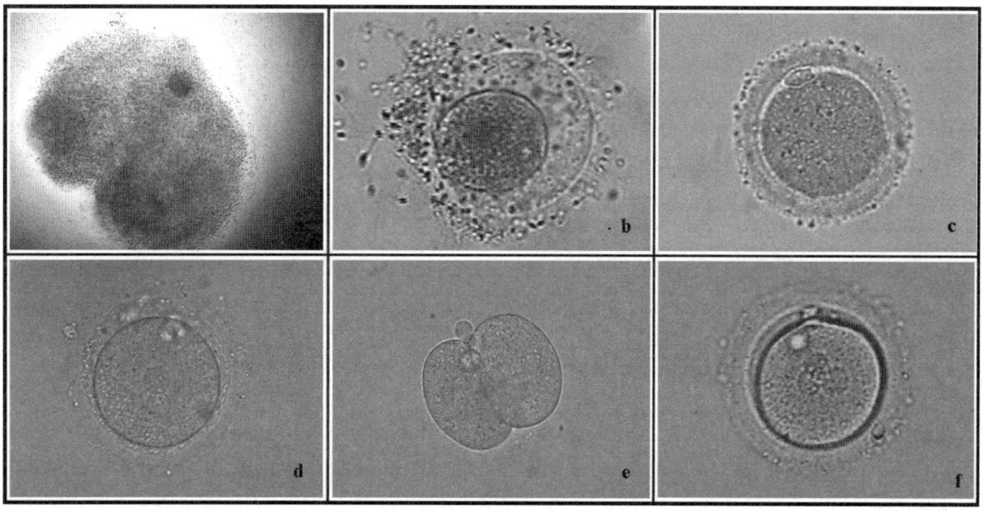

Photographie 1 : (a) complexe cumulo-ovocytaire, (b) fixation des spermatozoïdes sur la zone pellucide d'un ovocyte atrétique, (c) ovocyte mature en métaphase de 2e division de méiose, (d) zygote, (e) embryon à 2 blastomères, (f) œuf triploïde.

V. Applications

1. Anomalies de fécondation

Différentes anomalies de la fécondation peuvent être observées.

a. Parthénogénèse

Un gamète femelle non fécondé peut subir une activation ovocytaire, en l'absence de fécondation, et se diviser conduisant à une « reproduction monoparentale ». Cependant, dans l'espère humaine, ce **développement parthénogénétique** ne peut dépasser quelques cycles de division.

b. Triploïdie

L'œuf fécondé, normalement diploïde, peut être **triploïde** :

- le plus souvent d'origine masculine, par défaut de blocage de la polyspermie. Si deux spermatozoïdes ont fécondé l'ovocyte : on parle de diandrie ;
- plus rarement d'origine féminine, résultant d'un échec d'achèvement de la méiose et d'expulsion du second globule polaire : on parle de digynie.

2. Techniques d'Assistance Médicale à la Procréation (AMP)

L'infertilité constitue un problème de santé publique puisque, en France, 15 % des couples consultent pour des difficultés à procréer. Si la priorité reste toujours de favoriser la conception naturelle lorsque cela est possible, les techniques d'Assistance Médicale à la Procréation (AMP) constituent aujourd'hui un outil indispensable à la prise en charge de l'infertilité du couple.

a. Insémination intra-utérine

L'insémination intra-utérine, ou IIU, consiste à favoriser les chances de fécondation *in vivo* en optimisant les différentes étapes de la rencontre des gamètes. Son principe repose sur l'injection du sperme capacité dans la cavité utérine en période péri-ovulatoire, en général au cours d'un cycle de stimulation ovarienne afin de synchroniser l'insémination proprement dite avec la période de fécondité maximale. On parle d'insémination artificielle avec sperme de conjoint (IAC) ou sperme de donneur (IAD).

b. Fécondation *in vitro*

La fécondation *in vitro* avec transfert d'embryon, ou **FIV**, réalise au laboratoire l'union des gamètes hors du tractus génital féminin (Fig.4). On distingue :

- la fécondation *in vitro* classique, conventionnelle : les spermatozoïdes sont déposés au contact des complexes cumulo-ovocytaires et un spermatozoïde féconde spontanément l'ovocyte ;
- la fécondation *in vitro* avec microinjection de spermatozoïde ou **ICSI** (Intra Cytoplasmic Sperm Injection) : la fécondation est « assistée » puisqu'un spermatozoïde sélectionné par le biologiste est injecté dans le cytoplasme ovocytaire.

Les embryons obtenus en FIV sont ensuite transférés *in utero*. Les embryons surnuméraires, non transférés, peuvent être congelés (cryoconservés) en vue d'un transfert ultérieur.

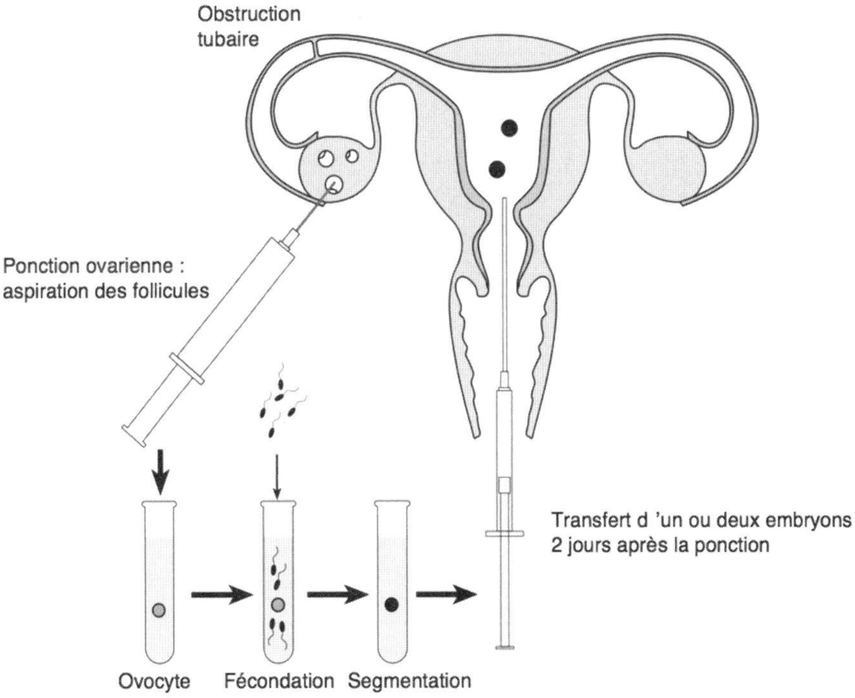

Figure 4 : Fécondation *in vitro* (FIV).

VI. Références bibliographiques

Biologie de la reproduction humaine, J.C. Czyba et A. Montella, Sauramps Médical.

La Reproduction chez les mammifères et l'homme, C. Thibault et M.C. Levasseur, INRA Editions, Ellipses.

Reproduction et développement, C. Humeau et F. Arnal, Sauramps Médical

Ovocyte et embryon : de la physiologie à la pathologie, S. Hamamah et Y. Menezo, Ellipses.

« Sperm-egg interaction: is there a link between tetraspanin(s) and GPI-anchored protein(s)? », B. Lefèvre, J.P Wolf and A. Ziyyat, in *BioEssays* (2010) 32:143-152.

« Cracking the egg: increased complexity in the zona pellucida », S.J. Conner, L. Lelièvre, D.C. Hughes, C.L.R. Barratt, in *Human Reproduction* (2005).

« Fertilization in mammals », P.M. Wassarman, in *Scientific American* (1988).

Deuxième partie

Les quatre premières semaines du développement embryonnaire

Chapitre 1 – La première semaine du développement embryonnaire

Roger Léandri, Patricia Fauque, et Miguel Jean

La première semaine du développement correspond à la période pré-implantatoire ou vie libre de l'embryon durant laquelle il se développe de manière autonome.
Cette période est associée à une phase de segmentation cellulaire ou clivage au cours de laquelle l'ovocyte fécondé (ou zygote) passera d'un diamètre de 120 µm à 250 µm (blastocyste expansé). Simultanément, l'ovocyte fécondé migrera depuis le lieu de la fécondation (l'ampoule tubaire, au tiers externe de la trompe) vers le lieu d'implantation normal, l'endomètre utérin.

I. Evènements morphologiques et cellulaires

1. Premières mitoses

La première mitose de segmentation du zygote se déroule 30 à 36 heures après le premier contact entre spermatozoïdes et complexe cumulo-ovocytaire. Elle aboutit à la formation de deux cellules filles (ou blastomères). Les clivages suivants s'enchaînent ensuite environ toutes les 20 heures.
Le type de segmentation est influencé par la richesse en réserves nutritives (appelées vitellus) accumulées par l'ovocyte au cours de l'ovogenèse. Ces réserves vitellines procurent les éléments nécessaires à la création de nouveaux organites cellulaires, de nouvelles membranes dans les blastomères filles et participeront à une certaine autonomie métabolique du jeune embryon. De manière générale, plus la concentration en réserve vitelline est grande, plus les structures squelettiques du fuseau de division mitotique sont entravées dans leur mise en place. Ainsi, chez les espèces dont les ovocytes sont riches en réserves, seule une partie du cytoplasme, généralement moins riche en réserve, se segmente : on parle de segmentation méroblastique ou partielle (oiseaux). Chez les mammifères vivipares tels que l'Homme, les ovocytes sont très pauvres en substance de réserve (= œufs alécithes). Le plan de clivage intéressera alors l'ensemble du cytoplasme de l'ovocyte fécondé : on parle de segmentation holoblastique ou totale. L'extrême pauvreté des réserves vitellines du zygote humain a 2 conséquences : (i) très rapidement le jeune embryon doit puiser dans son environnement (secrétions tubaires) les nutriments nécessaires à la poursuite de son développement jusqu'à l'implantation, (ii) après l'implantation cet apport de nutriments est relayé par la mise en place d'une relation privilégiée entre organisme maternel et le nouvel être via le placenta.
Par ailleurs, chez tous les mammifères et donc dans l'espèce humaine, la segmentation est aussi de type rotationnelle. Après une première segmentation du

zygote selon un plan méridional, les plans de clivage de 2 blastomères filles seront perpendiculaires entre eux (plan de clivage méridien pour l'un et équatorial pour l'autre ; Fig .1).

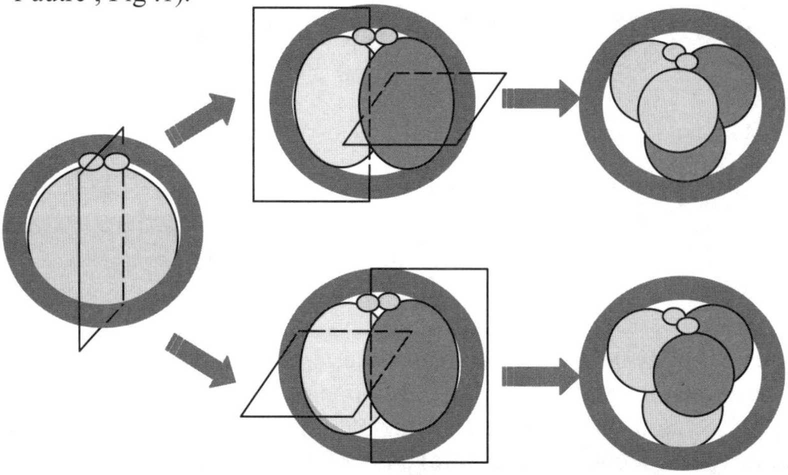

Figure 1 : Conformation spatiale des 2 premières divisions embryonnaires chez l'homme. Le premier plan de division est méridional, c'est-à-dire orthogonal à l'axe constitué par l'alignement des 2 globules polaires. Les 2 plans de division suivants sont orthogonaux entre eux : l'un est équatorial, l'autre méridional, permettant la formation d'un embryon à 4 cellules de disposition tétraédrique.

Les premières mitoses de segmentation sont aussi asynchrones, c'est pourquoi il n'est pas anormal de distinguer un nombre impair de cellules au cours des premiers jours de développement.

La segmentation des blastomères se fait à volume constant pour l'embryon qui est entouré par la zone pellucide. Par conséquent les blastomères qui apparaissent successivement sont de plus en plus petits, ce qui se traduit par une augmentation du rapport nucléo-cytoplasmique, qui retrouve ainsi des valeurs normales après avoir été très faible au stade zygotique.

Dans l'espèce humaine en disposant des observations de la fécondation *in vitro* (FIV), un embryon âgé de deux jours possède de 2 à 6 blastomères, un embryon âgé de 3 jours possède 5 à 10 blastomères et un embryon âgé de 4 jours ou morula présente 12 à 32 blastomères (Fig. 2).

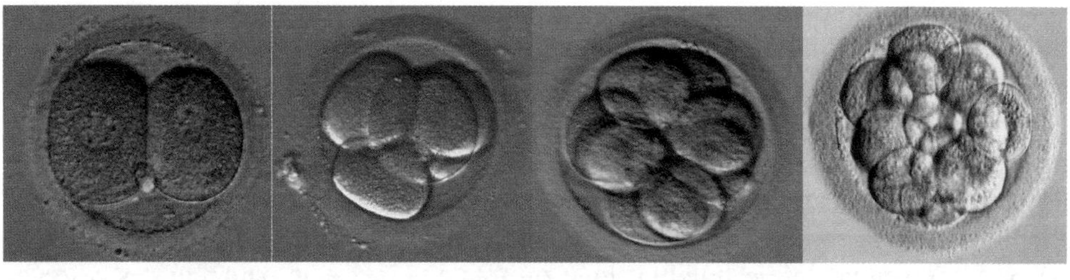

Figure 2 : Embryons humains à différents stades avant la compaction.

2. Compaction

Jusqu'au stade 8-16 blastomères, alors qu'elles diminuent en taille, les cellules restent sphériques, non polarisées, peu adhérentes. A leur surface, des microvillosités membranaires sont uniformément réparties. On désigne l'embryon

par le terme morula (mûre en latin) à partir du moment où il devient difficile de dénombrer précisément les blastomères qui le constituent. Initialement, la morula est non compactée c'est-à-dire que l'on peut encore distinguer individuellement les cellules. Jusqu'à la compaction, les blastomères sont **totipotents** : ils peuvent exprimer la totalité du programme génétique et s'organiser pour donner un nouvel individu viable.
A partir du stade 16 cellules une modification morphologique de la morula va apparaître : les cellules périphériques commencent à s'aplatir et deviennent adhérentes entre elles, à tel point qu'il devient impossible de les individualiser : l'embryon prend alors l'aspect d'une morula compactée (Fig. 3), de surface relativement lisse. Ce phénomène s'appelle en effet la compaction. Il correspond à la mise en place concomitante d'une polarisation des blastomères périphériques de l'embryon et de jonctions intercellulaires entre ces blastomères (jonctions serrées, adhérentes et communicantes).

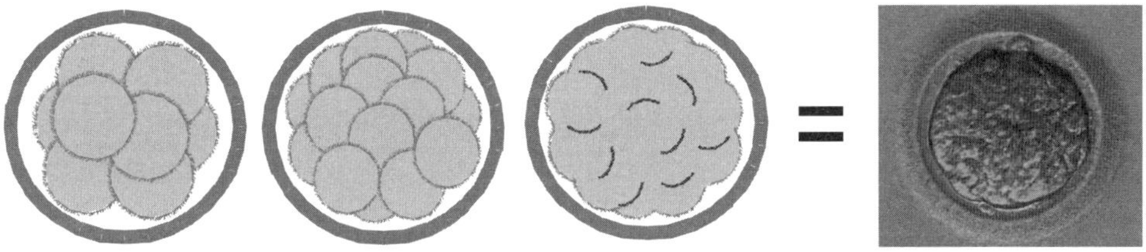

Figure 3: La compaction embryonnaire.

La compaction se caractérise morphologiquement par la disparition des limites cellulaires. Il devient alors impossible de dénombrer les cellules embryonnaires.

a. Polarisation

Une polarisation des blastomères périphériques de la morula au niveau membranaire et cytoplasmique se met en place, permettant de distinguer un pôle baso-latéral, orienté vers les cellules voisines, et un pôle apical dirigé vers le milieu extérieur dont il est séparé par la zone pellucide. D'un point de vue membranaire, cette polarisation se traduit par la disparition des microvillosités membranaires au niveau baso-latéral et leur persistance au niveau apical (Fig. 4). D'un point de vue cytoplasmique, il y a redistribution asymétrique des organites cellulaires (mitochondries, appareil de Golgi, lysosomes…) vers la région apicale.
Les mécanismes de cette polarisation cellulaire, étudiés principalement chez la souris, ne sont pas totalement élucidés mais ils font intervenir au moins deux phénomènes. En premier lieu s'effectue une réorganisation massive du cytosquelette d'actine et du réseau microtubulaire : au niveau des zones de contact cellulaires baso-latérales, des microtubules acétylés plus stables s'accumulent et déplacent les microtubules les plus dynamiques vers le cortex apical. Ce déplacement permettrait la disparition des microvillosités baso-latérales et leur stabilisation au niveau apical. Par ailleurs, des modifications post-traductionnelles

(notamment des phosphorylations via la protéine kinase C) de protéines intervenant directement dans la constitution de jonctions intercellulaires (caténines, E-cadhérine) ou de protéines reliant le cytosquelette et la membrane plasmique (ezrine) participent à la mise en place de contacts adhésifs au niveau baso-latéral et à la stabilisation du pôle de microvillosités apicales.
Les modifications post-traductionnelles de ces protéines membranaires sont à l'origine de leurs redistributions asymétriques via des interactions avec le réseau cytosquelettique. L'exemple le plus connu concerne une glycoprotéine de surface calcium dépendante : l'uvomoruline ou E-cadhérine. Avant la compaction, l'E-cadhérine est distribuée de façon harmonieuse au niveau de la membrane cellulaire des blastomères. Au cours de la polarisation, s'opère une redistribution progressive de l'E-cadhérine : disparition dans la région apicale de la membrane cellulaire et concentration dans les zones baso-latérales de contacts intercellulaires. Cette molécule d'adhérence est indispensable à l'initiation de la compaction. Ainsi, la culture de zygote en présence d'anticorps anti E-cadhérine inhibe la compaction. De même, dans un milieu sans calcium, l'E-cadhérine n'étant pas fonctionnelle, les blastomères sont dispersés. Un autre exemple est constitué par la phosphorylation de l'ezine qui permettrait son transport des zones de contact baso-latérales vers la région apicale où elle participerait à la stabilisation des microvillosités.

b. Mise en place de jonctions intercellulaires

Avec l'apparition d'une polarité cellulaire, les cellules externes développent de façon concomitante des complexes de jonctions intercellulaires composés par des jonctions serrées apico-latérales, des zonula adhaerens en position intermédiaire et des desmosomes et des jonctions communicantes en position latérale. Ainsi, avec la compaction les cellules embryonnaires externes ne sont plus isolées les unes des autres. Après dépellucidation expérimentale (destruction enzymatique de la zone pellucide), les blastomères restent agrégés les uns aux autres et l'embryon garde son aspect de morula.
Entre les stades 16 et 32 cellules, la mise en place de ces complexes de jonctions est progressive et explique la perte graduelle de la délimitation cellulaire lors de la compaction. Il est aujourd'hui admis que l'établissement des jonctions adhérentes (dont l'E-cadhérine est la molécule princeps) précède celui des jonctions serrées et qu'il lui est nécessaire.
Les jonctions serrées, dont les constituants les plus importants sont les protéines zona occludens 1 et 2 (ZO1 et ZO2) et l'occludine, jouent un rôle capital. En effet, il va s'établir autour de chaque blastomère externe, au niveau de la région apico-latérale, une véritable ceinture de jonctions serrées, les reliant solidement aux blastomères périphériques adjacents et permettant la création d'une barrière quasi étanche entre le pôle apical et le pôle latéro-basal de chaque cellule. Ainsi, la couche de blastomères périphériques prend l'aspect d'un épithélium et l'intérieur de l'embryon devient isolé du milieu externe environnant l'embryon. Ceci signe l'initiation d'une différenciation cellulaire au sein de l'embryon qui sera complète au stade blastocyste.
La mise en place des jonctions communicantes a été très peu étudiée dans l'embryon humain. Des données chez la souris semblent indiquer qu'elles interviennent dans la compaction puisque leur blocage par des anticorps spécifiques inhibe la compaction.

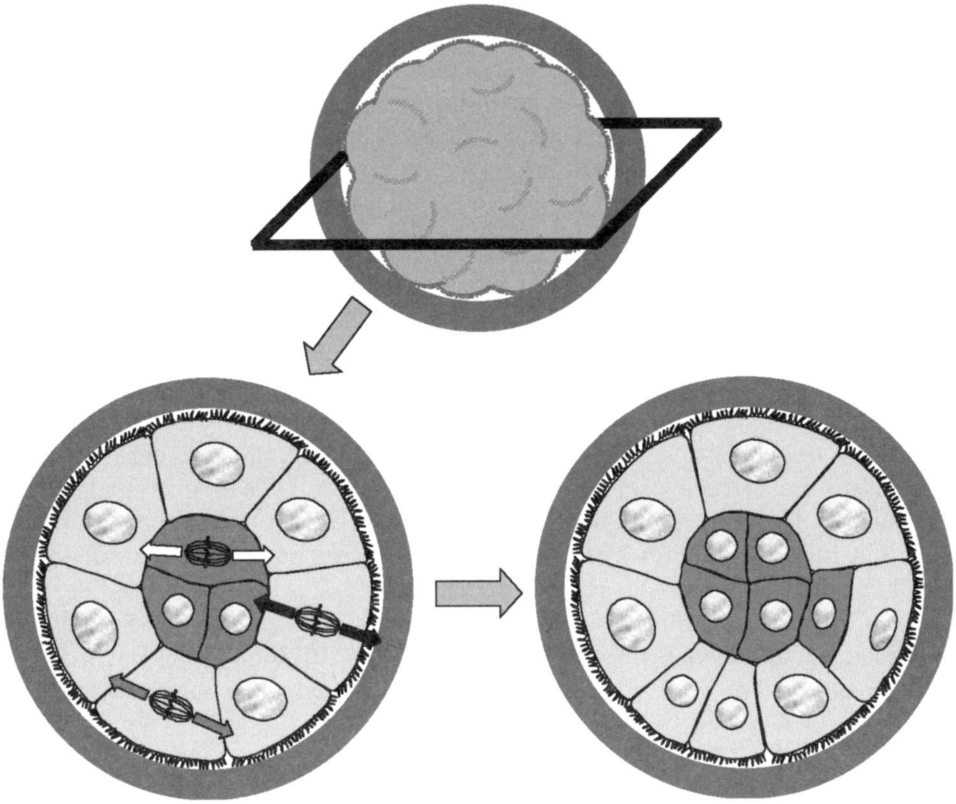

Figure 4: La compaction embryonnaire.

Elle se traduit par une disparition des microvillosités dans les zones de contact cellulaire internes à l'embryon. Deux localisations cellulaires apparaissent: les cellules internes (foncées) et les cellules externes (claires). La division d'une cellule interne forme 2 nouvelles cellules internes (flèches blanches). Ces cellules deviendront les cellules de la masse cellulaire interne du blastocyste. Le devenir des cellules externes diffère selon l'axe du fuseau de division : s'il est parallèle à la membrane apicale (flèches grises) 2 nouvelles cellules externes apparaissent ; s'il lui est orthogonal (flèches noires) une cellule externe et une cellule interne apparaissent. Les cellules externes formeront le trophectoderme du futur blastocyste.

Le résultat le plus spectaculaire de la compaction est la formation de deux types cellulaires distincts au sein de la morula compactée : les cellules externes et les cellules internes (Fig. 4).

- Les cellules externes

Certains blastomères de la morula se disposent en périphérie ; ces sont de petites cellules aplaties et polarisées, présentant des microvillosités au pôle apical et des jonctions intercellulaires sur leurs faces latérales (serrées, adhérentes, communicantes…).

- Les cellules internes

D'autres blastomères restent centraux et formeront la masse cellulaire interne : ce sont des cellules peu polaires, plus volumineuses et plus arrondies. Ces cellules internes communiquent entre elles et avec les cellules externes par des jonctions communicantes.

Au cours de la compaction de l'embryon 16-32 cellules, ces deux localisations cellulaires ne prédestinent pas forcément le devenir cellulaire dans le futur blastocyste. En effet, il semble qu'au moins pour les cellules externes, ce soit l'orientation du fuseau mitotique (et donc du plan de clivage) de la mitose suivante qui influe sur le devenir des 2 cellules filles. Si le fuseau mitotique est parallèle à la membrane apicale, cette mitose donnera naissance à 2 cellules munies d'un pôle apical bordé de microvillosités et donc à 2 nouvelles cellules externes. Si le fuseau mitotique est orthogonal à la membrane apicale, la division est asymétrique et engendre une cellule externe polarisée et une cellule interne non polarisée (Fig. 4).

3. Cavitation

La compaction est suivie de la mise en place de la **première ségrégation de lignage.** Cette différenciation cellulaire signe la perte de la totipotence des blastomères externes et internes de la morula qui deviennent alors **pluripotents** (capables de se différencier en tout type cellulaire de l'organisme).

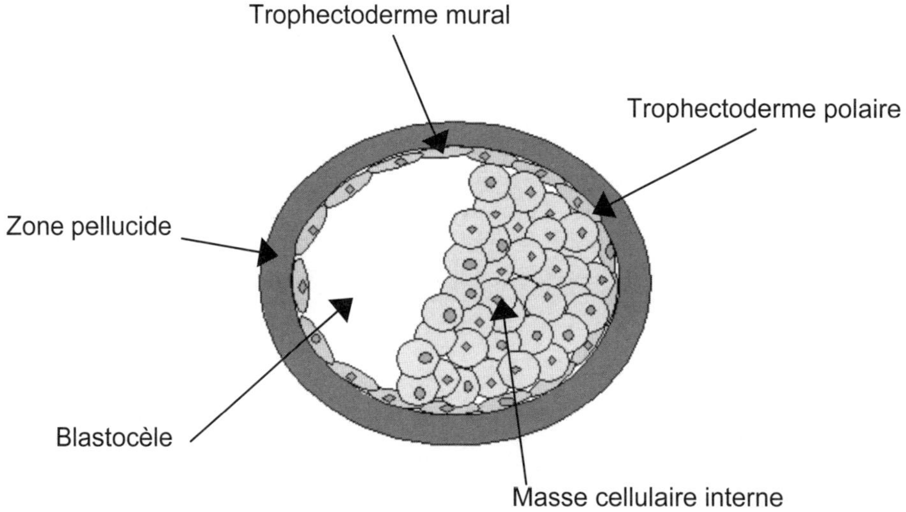

Figure 5 : L'embryon au stade blastocyste.

Cette ségrégation de lignage est objectivée par l'individualisation dans l'embryon de 2 lignées cellulaires différentes dans leurs localisations, leurs structures et leurs potentiels. C'est la création progressive d'une cavité liquidienne, le blastocèle, au sein de la morula compactée qui va distinguer physiquement ces 2 lignées (Fig. 5) :

- les cellules du trophectoderme se situeront à la périphérie de l'embryon et dérivent des cellules externes de la morula compactée. Elles sont aplaties, polarisées et organisées en un tissu épithélial constituant une barrière à des échanges moléculaires anarchiques entre l'extérieur et l'intérieur de l'embryon. Elles sont à l'origine de la partie embryonnaire du futur placenta ;
- les cellules de la masse cellulaire interne se situent à l'intérieur de l'embryon, elles dérivent des cellules internes de la morula compactée, sont plus volumineuses, plus arrondies et organisées en un amas cellulaire refoulé petit à petit contre le trophectoderme par le blastocèle en expansion. Elles sont à l'origine de l'embryon lui-même et d'une partie des annexes embryonnaires.

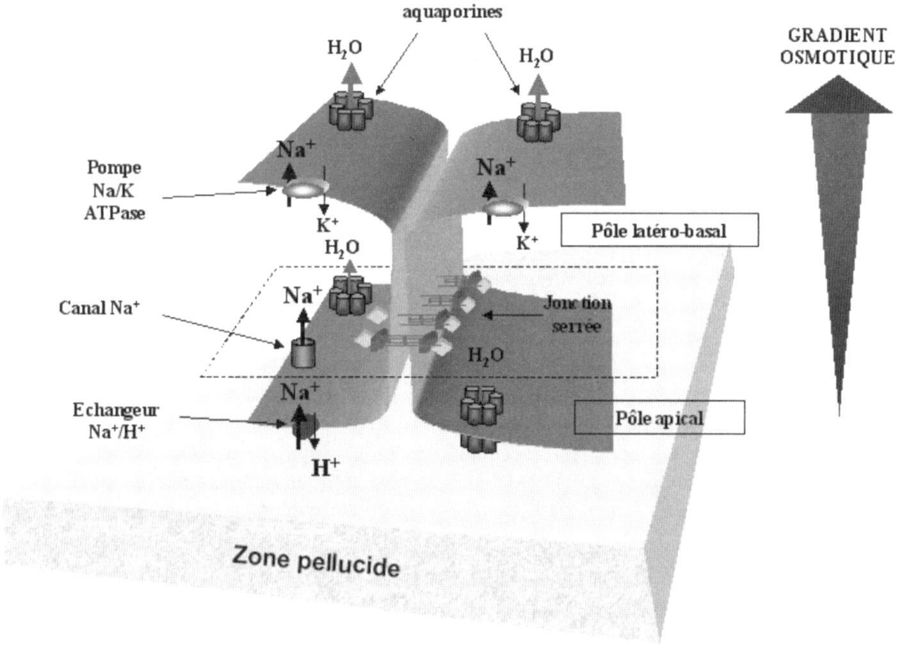

Figure 6 : Les mécanismes moléculaires de la cavitation.

La constitution du blastocèle dans la morula compactée est permise grâce à trois éléments (Fig. 6) :

- **la constitution d'un gradient osmotique** entre l'extérieur et l'intérieur de l'embryon. Ce gradient est formé activement par la mise en route de pompes Na+/ K+ ATPase des membranes latéro-basales des cellules externes de la morula. Ces pompes font sortir vers le blastocèle plus d'ions sodiques qu'elles ne font rentrer d'ions K+ dans la cellule, créant ainsi le gradient. Elles sont contraintes à une localisation latéro-basale par la ceinture de jonctions serrées ;

- **un influx d'ions Na+** dans la cellule via des canaux sodiques et des échangeurs Na+/H+ au niveau de la membrane apicale ;
- **un transport d'eau** au travers des cellules périphériques via des canaux aqueux (aquaporines) au niveau de la membrane apicale et des membranes baso-latérales.

Le stade blastocyste est atteint aux alentours du 5e jour dans l'espèce humaine et est constitué de 60 à 120 cellules environ (Fig. 5 et 7).
Les cellules de la masse cellulaire interne (MCI ou embryoblaste) représentent environ un tiers des cellules du blastocyste et leur mise en place est sous la dépendance de gènes *OCT 4*, *NANOG et SOX2.* La zone de la MCI constitue le pôle embryonnaire ; c'est par ce pôle que se fera le contact du blastocyste avec l'endomètre utérin (= zone du pôle d'implantation).
Les cellules du trophectoderme (ou trophoblaste) constituent les deux tiers restants du blastocyste et sont sous la dépendance des gènes *TEAD4*, *Eomésodermine* et *CDX2.* Les cellules du trophectoderme situées en regard de la MCI constituent le trophectoderme polaire tandis que les autres cellules forment le trophectoderme mural.

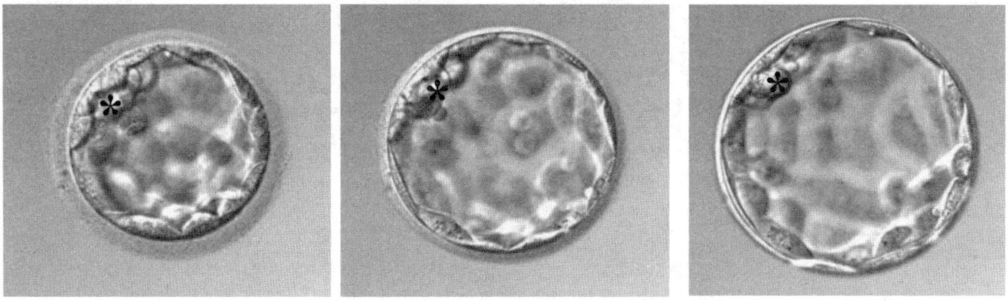

Figure 7 : L'expansion du blastocyste. L'accumulation progressive d'eau dans le blastocèle sous l'effet du gradient osmotique provoque la première augmentation du volume embryonnaire. La zone pellucide est ainsi mise sous tension et s'affine. * : Masse cellulaire interne.

A ce stade de développement, on peut considérer que l'un des axes de polarité embryonnaire est mis en place dans la mesure où selon leur position dans la masse cellulaire interne, les territoires cellulaires seront situés soit dans la future région dorsale (cellules de la masse cellulaire interne en contact avec le pôle trophoblastique) soit de façon opposée en région ventrale (cellules de la masse cellulaire interne bordant le blastocèle).

4. Eclosion

La zone pellucide qui entoure toujours le blastocyste lors de sa formation exerce un rôle protecteur de l'ovocyte au cours de la folliculogenèse, de la fécondation puis de la migration de l'embryon. A la fin de la vie libre de l'embryon, cette zone pellucide constitue un obstacle à l'implantation ; le blastocyste va devoir s'en libérer. Cette étape passe par un processus d'expansion du blastocyste, grâce au flux sodique/hydrique et à des contractions rythmiques du blastocyste. Cette expansion aboutit à une augmentation globale de taille du blastocyste (environ

200 μm), un amincissement de la zone pellucide et donc à une fragilisation de cette dernière. Par ailleurs, sous l'influence d'une protéase de type trypsine issue du trophectoderme, le blastocyste distendu va voir sa zone pellucide se rompre (Fig. 8).

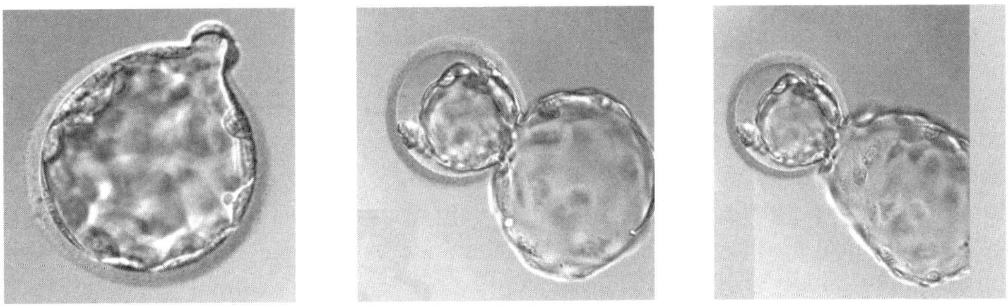

Figure 8 : L'éclosion du blastocyste.

Cette rupture de la zone pellucide, appelée « **éclosion** » est indispensable ; elle permettra une fois le blastocyste sorti de la zone pellucide, l'interaction des cellules du trophectoderme avec l'épithélium utérin et l'initiation de la nidation.

En fécondation *in vitro* notamment en cas d'échecs répétés d'implantation du fait d'une zone pellucide anormalement épaisse, l'éclosion peut être facilitée par la création artificielle d'une brèche dans la zone pellucide (mécaniquement, chimiquement ou à l'aide d'un faisceau laser) : on parle d'éclosion assistée.

5. Faible efficience du développement préimplantatoire humain

Les données de l'Assistance Médicale à la Procréation montrent que moins d'un zygote sur deux est capable de se développer *in vitro* jusqu'au stade blastocyste et que moins d'un embryon sur trois transféré dans l'utérus est capable de s'implanter. Cela tient en grande majorité à un défaut de constitution chromosomique des embryons : l'analyse chromosomique réalisée sur un à deux blastomères d'un embryon au 3e jour du développement (6 à 9 blastomères en général) montre qu'un embryon sur deux est aneuploïde c'est-à-dire qu'il ne contient pas le bon nombre de chromosomes. Cette aneuploïdie peut être :

- d'origine gamétique liée à un défaut de méiose, notamment ovocytaire. Le pourcentage d'ovocytes aneuploïdes varie avec l'âge féminin. De moins de 10 % chez les femmes de moins de 25 ans, il s'élève à plus de 60 % chez les femmes de plus de 40 ans. Par ailleurs, environ 5 % des spermatozoïdes humains sont aussi aneuploïdes ;
- post zygotique, l'anomalie chromosomique embryonnaire provient alors d'une erreur lors de la mitose d'un blastomère : l'embryon est alors dit mosaïque, l'aneuploïdie n'affectant qu'une partie de ses blastomères. Si elle survient avant la compaction, l'aneuploïdie pourra concerner à la fois le placenta et le fœtus, uniquement l'un des deux si elle survient au stade blastocyste.

II. Contrôle génétique et épigénétique du développement embryonnaire

1. L'activation du génome de l'embryon

Comme toutes cellules, les blastomères ont besoin pour vivre et se diviser, de protéines et d'enzymes. Or après la fécondation, le zygote humain est transcriptionnellement inactif et il le restera en grande partie jusqu'au stade 4-8 cellules. Ainsi jusqu'à ce stade le génome embryonnaire est dit silencieux et le développement de l'embryon est assuré par les réserves ovocytaires accumulées lors de l'ovogenèse (protéines et d'ARN synthétisés à partir du génome maternel) et par les apports en nutriments et facteurs de croissance de l'environnement tubaire. Au stade 4-8 cellules survient un événement capital à sa survie : l'activation du génome embryonnaire qui permet à l'embryon de synthétiser ses propres transcrits. L'activité transcriptionnelle de l'embryon humain au cours de son développement est, pour des raisons éthiques, difficile à étudier. Les données sont donc rares. Différents modèles animaux (souris, vache, porc, lapin...) ont été utilisés pour mieux comprendre cette activité et son contrôle dans l'embryon de mammifères. Ces études animales ont fourni des informations capitales : 1°) l'activation du génome embryonnaire survient à un stade embryonnaire variable selon les espèces 2°) avant qu'elle ne survienne, le génome embryonnaire n'est en fait pas totalement silencieux: une activité de transcription faible est détectable parfois dès le stade zygote. Celle-ci est appelée phase mineure de l'activation du génome embryonnaire, par opposition à la phase majeure survenant un peu plus tard et correspondant à la forte montée en puissance de la transcription embryonnaire.

Au cours de la période pré-implantatoire, le contrôle du développement embryonnaire passe donc de l'ovocyte (d'origine maternel) à l'embryon lui-même. Ce passage de relais s'appelle la transition materno-embryonnaire. D'un point de vue moléculaire, elle correspond schématiquement à une dégradation progressive de l'information maternelle (transcrits et protéines) suivie de l'apparition progressive de l'information embryonnaire. Cette transition materno-embryonnaire a 3 grandes fonctions biologiques :

- la dégradation de transcrits et protéines spécifiques de l'ovocyte dont le maintien serait délétère à la suite du développement. Par exemple, la protéine ovocytaire c-mos, indispensable à la régulation de la méiose, est dégradée rapidement après la fécondation, ce qui est nécessaire puisque sa persistance (lorsqu'elle est induite artificiellement) bloque les clivages ultérieurs ;
- le remplacement par des transcrits embryonnaires, de transcrits maternels dont l'expression est nécessaire au cours du développement embryonnaire. Les gènes correspondants sont en grande partie des gènes dits de ménage (nécessaires au fonctionnement de toute cellule) ;
- la reprogrammation de l'expression génique c'est-à-dire l'expression de gènes embryonnaires non exprimés dans l'ovocyte. Associée à la disparition de l'information maternelle, cette reprogrammation est considérée comme le substrat moléculaire permettant la transformation des cellules hautement différenciées (les gamètes) en cellules totipotentes (blastomères).

2. Epigénétique, développement embryonnaire et empreinte parentale

a. Rappels sur l'épigénétique

Étymologiquement, le terme « épigénétique » provient de l'association de « épigénèse » et de « génétique », signifiant ce qui est « sur » (épi-) la génétique. L'épigénétique est l'étude des changements stables et héritables (c'est-à-dire qui se transmettent aux cellules filles), de l'expression des gènes au cours des divisions cellulaires, sans modification de la séquence primaire de l'ADN. Ces changements épigénétiques sont tissu-spécifiques, permettant la diversification cellulaire chez un même individu. Ainsi, deux cellules d'un même individu, par exemple un hépatocyte et un neurone, ne traitent pas l'information génétique qu'elles portent de la même façon ; des processus moléculaires héritables dits épigénétiques, confèrent à chacune d'elles **une identité épigénétique**.

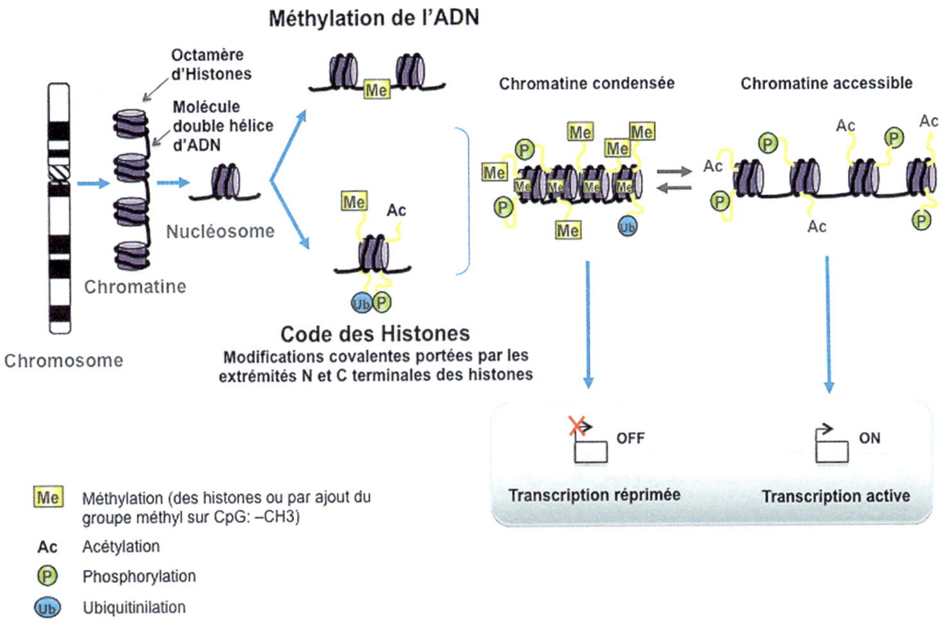

Figure 9 : Au sein du noyau, la double d'hélice d'ADN s'enroule autour d'octamères d'histones formant un nucléosome. Ce « collier de perle » s'enroule à son tour en chromatine qui constitue le chromosome. Les histones portent sur leurs extrémités N et C terminales des modifications post traductionnelles (acétylation, méthylation, phosphorylation et ubiquitinilation). La méthylation de l'ADN intervient de manière symétrique (sur les deux brins d'ADN) en greffant un groupe methyl (CH3) sur les cytosines engagées dans des dinucléotides CpG. Les combinaisons de ces différentes marques épigénétiques aboutissent à une architecture chromatinienne définissant des domaines accessible aux facteurs de transcription et donc actif en terme d'expression de gènes et des domaines condensés, fermés, où la transcription est réprimée.

Ces processus moléculaires appelés aussi marques épigénétiques comprennent par exemple la méthylation des cytosines de l'ADN (méthylation en position 5' des cytosines des dinucléotides CpG) et des modifications post traductionnelles des histones, ces protéines au cœur des nucléosomes structurant la chromatine (« code des histones » : acétylation, méthylation, phosphorylation…). Les interactions entre ces différentes marques épigénétiques vont agir sur l'état de compaction de la chromatine et aboutir à la création de domaines chromatiniens aux capacités de transcription différentes : domaines de répression (en cas de chromatine condensée) ou domaines d'activation des gènes (en cas de chromatine ouverte, accessible). Cette conformation chromatienne va ainsi piloter l'expression génique responsable de l'identité cellulaire (Fig. 9). Cette diversification de l'information génétique est à la base même du développement, où l'embryon pluripotent va produire une quantité importante de tissus différents, porteurs de différentes identités épigénétiques à partir d'un génome unique.

b. Epigénétique et développement embryonnaire

Au cours du développement précoce de l'embryon, il existe une « reprogrammation épigénétique » intense avec un effacement des marques épigénétiques acquises au cours de la gamétogenèse et transmises par les gamètes lors de la fécondation. Cet effacement débute immédiatement après la fécondation et se poursuit progressivement dans les premiers jours du développement embryonnaire. Cela va très rapidement favoriser l'expression des gènes responsables du programme de développement embryonnaire (cf. paragraphe précédent). Il se produit par exemple une déméthylation des génomes paternel et maternel (Fig. 10). Ce phénomène participe aux changements de l'état de compaction de la chromatine des blastomères et donc à l'état de répression/activation des gènes.

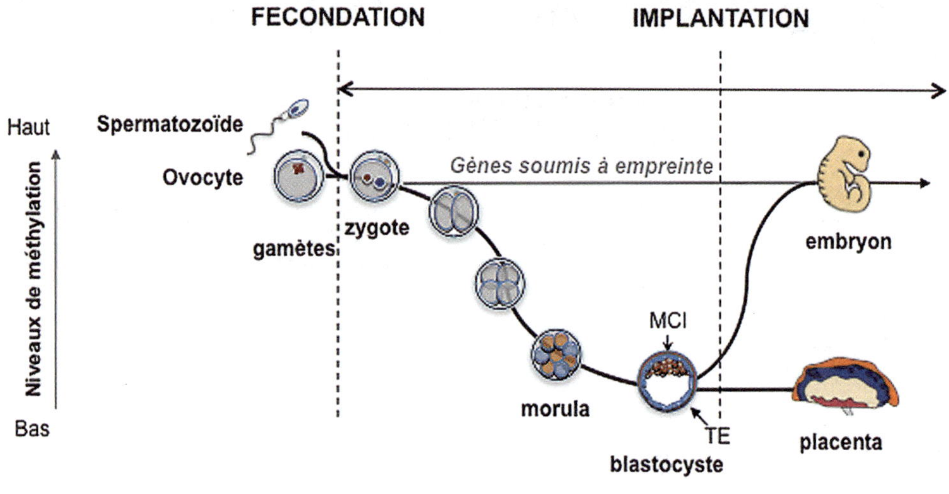

Figure 10 : Evolution de la méthylation au cours du développement embryonnaire.

Dans chaque gamète mature: spermatozoïde et ovocyte, l'ensemble du génome est fortement méthylé. Après la fécondation, les génomes maternel et paternel se déméthylent au cours de la vague de déméthylation globale du génome. Le génome embryonnaire non soumis à empreinte est ensuite reméthylé à des niveaux différents dans le trophectoderme (TE) et la masse cellulaire interne (MCI). Les gènes soumis à empreinte résistent à cette vague de déméthylation (*Maintien*).

La mise en place de deux premiers lignages cellulaires, à savoir le trophectoderme et la masse cellulaire interne dépend elle aussi, de l'expression ou de l'absence d'expression de gènes dont le contrôle est assuré par des changements épigénétiques maintenant bien connus chez la souris.

c. Empreinte parentale

Si l'épigénétique permet, comme nous venons de le voir, la diversification de l'expression de l'information génétique au sein d'un même individu, elle permet aussi de différencier deux séquences identiques au sein d'un même noyau : l'allèle maternel et l'allèle paternel. En effet, certains gènes vont être exprimés uniquement à partir d'un seul allèle car des marques épigénétiques différentes chez l'homme et la femme seront apposées au cours de la gamétogenèse sur ces gènes (*établissement* de l'empreinte) définissant des **épigénomes paternels et maternels différents**. Cette apposition ne survient que sur une centaine de gènes, les gènes soumis à l'empreinte parentale (GSE). L'empreinte parentale sera maintenue et transmise au cours des mitoses après la fécondation : les GSE échappent en effet à l'effacement des marques épigénétiques au cours du développement précoce de l'embryon (Fig. 10). La lecture de ces marques et leur maintien dans toutes les cellules somatiques de l'individu (*lecture* et *maintien* de l'empreinte) entraînent une inactivation de l'allèle paternel **ou** de l'allèle maternel. Ainsi, les GSE constituent une famille particulière de gènes, caractérisée par une expression mono allèlique gouvernée par des marques épigénétiques. L'empreinte d'un individu, reçue par ses parents doit être réinitialisée à chaque génération (*effacement* de l'empreinte) afin que les gamètes de cet individu transmettent une empreinte spécifique de son sexe (*établissement* de l'empreinte). L'empreinte parentale au cours du développement d'un individu évolue ainsi selon un cycle (Fig. 11).

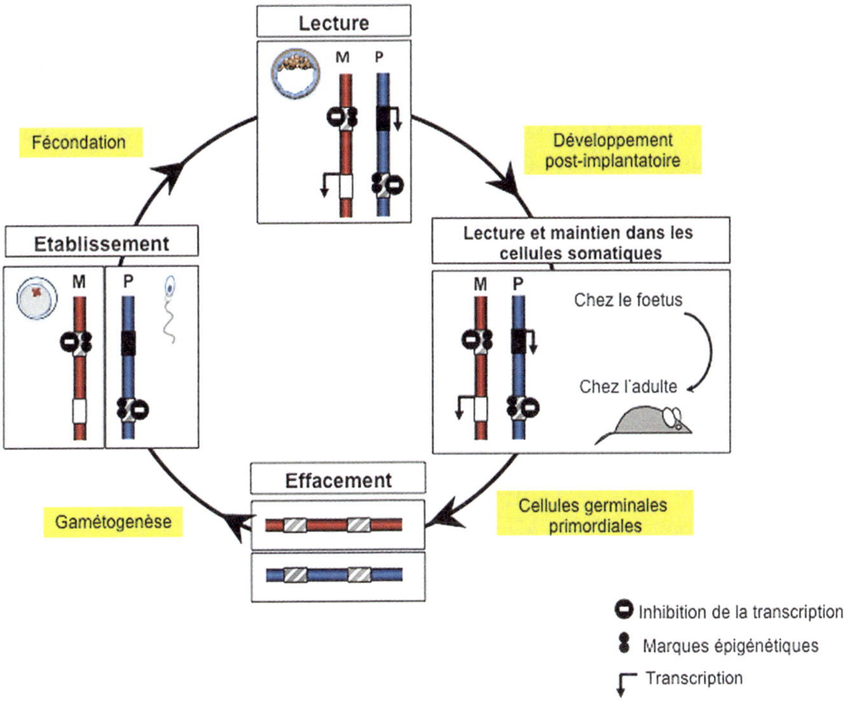

Figure 11 : Le cycle de l'empreinte parentale.

Au cours de la gamétogénèse, les génomes parentaux sont séparés et subissent alors de manière sexe dépendante (M génome maternel, P génome paternel) une série d'appositions de marques épigénétiques « *Etablissement* » (principalement une méthylation de l'ADN mais aussi des modifications d'histones) sur des loci particuliers. Dès la fécondation, ces marques épigénétiques sont maintenues et lues « *Lecture et Maintien* » dans les cellules somatiques conduisant à une expression mono allélique des gènes concernés en fonction de l'origine parentale de l'allèle chez le fœtus puis chez l'adulte. Dans les cellules germinales, les marques épigénétiques subissent un écrasement total « *Effacement* » puis sont à nouveau apposées en fonction du sexe de l'individu au cours de la gamétogénèse.

L'haploïdie fonctionnelle des GSE (un seul allèle est fonctionnel) est garante d'un développement correct de l'individu. La perte de l'haploïdie conduit soit à une perte complète de l'expression (aucun allèle n'est actif) soit à une expression bi-allèlique (les deux allèles sont actifs) et confère généralement des états pathologiques. Chez l'Homme, les syndromes de Beckwith-Wiedemann, de Silver Russel, de Prader Willi et d'Angelman associant des anomalies développementales, mettent justement en jeu des loci contenant plusieurs gènes soumis à l'empreinte parentale.

III. Migration tubaire

Cette phase de migration dans les trompes se déroule simultanément à la segmentation / clivage des blastomères. Elle permet à l'embryon de passer du tiers externe de la trompe (lieu de fécondation) à la cavité utérine (lieu de l'implantation).

Cette migration de l'embryon est assurée par le fluide péritonéal, les cils de l'épithélium tubaire et la musculature de l'épithélium de la trompe qui favorisent la progression de l'embryon vers la cavité utérine (Fig. 12). La musculeuse tubaire est composée de 2 couches cellules musculaires lisses : la couche circulaire interne et la couche longitudinale externe. Leurs contractions sont régulées par une innervation adrénergique, par les hormones stéroïdes sexuelles et par des substances synthétisées par les trompes elles-mêmes (prostaglandines, oxyde nitrique). De plus, la fréquence des battements ciliaires à la surface de la muqueuse tubaire s'accroît sous l'effet du contenu du liquide folliculaire capté par la trompe lors de l'ovulation. Au cours des 3 premiers jours de développement, l'embryon est encore dans la trompe. Ses besoins nutritifs sont assurés en grande partie par l'environnement tubaire (glucose, glycogène, acides aminés). A partir du stade morula compactée (J4), l'embryon entre dans la cavité utérine. La formation puis l'expansion du blastocèle permettront l'éclosion du blastocyste hors de la zone pellucide. Le blastocyste éclos s'implante le plus souvent à la face postérieure haute de l'utérus.

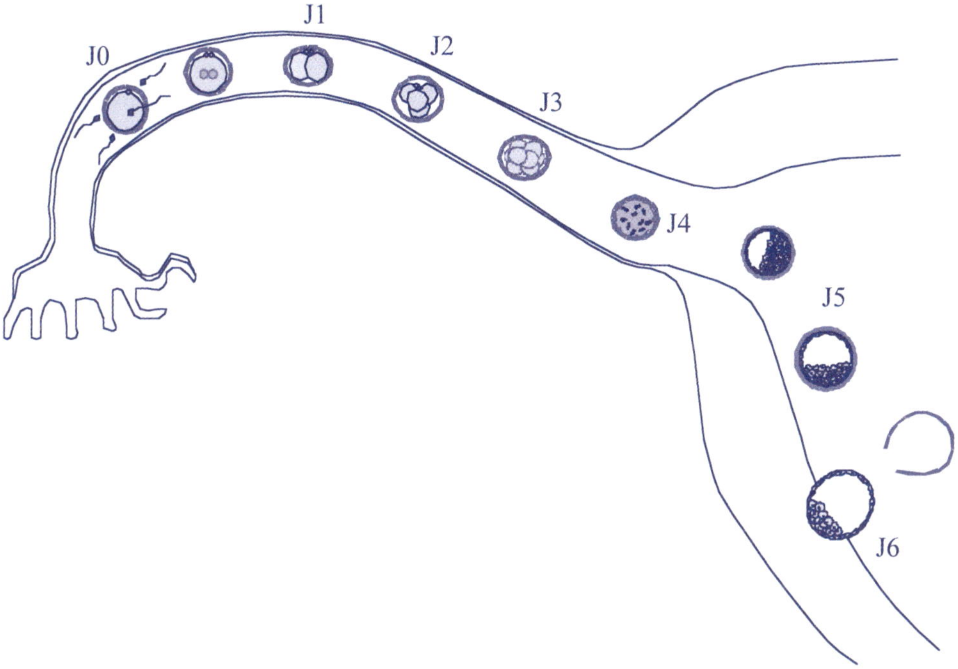

Figure 12 : La migration tubaire de l'embryon.

IV. Pathologies

1. Les grossesses extra-utérines

Dans environ 1 à 2 % des grossesses, l'implantation se produit en dehors de la cavité utérine : on parle alors de grossesse ectopique ou grossesse extra-utérine. La majorité des implantations ectopiques se situe au niveau tubaire (98 %) tandis que les autres lieux ectopiques d'implantations (2 %) peuvent se localiser au niveau abdominal ou ovarien. Les facteurs favorisant une grossesse extra-utérine sont les lésions tubaires préexistantes (post-chirurgicales ou post-infectieuses), le tabac et l'Assistance Médicale à la Procréation. La grossesse extra-utérine est la première cause de mortalité de la femme enceinte du 1er trimestre. Elle expose à un risque hémorragique important et constitue donc une urgence chirurgicale. Le diagnostic est posé par un test de grossesse positif associé à une cavité utérine vide à l'échographie chez une femme aménorrhéique présentant des douleurs pelviennes unilatérales accompagnées de métrorragies (signes inconstants). En fonction de l'âge de la grossesse et de la présence ou non de signes de non-rupture, un traitement médicamenteux (methotrexate) ou chirurgical avec conservation (salpingotomie) ou ablation de la trompe (salpingectomie) sera proposé.

2. Les maladies trophoblastiques

Elles proviennent d'anomalies de la fécondation aboutissant à la présence d'un lot de chromosomes paternels surnuméraire et ont en commun une prolifération exagérée du trophoblaste et de ses dérivés au dépend des tissus embryonnaires. En

effet, du fait de la non équivalence des épigénomes paternels et maternels, la présence d'au moins 2 lots de chromosomes paternels conduit à un effet accru des gènes soumis à l'empreinte parentale paternelle dont l'expression favorise la croissance du trophoblaste et de ses dérivés. Ces maladies sont rares (0,1 à 0,5 % des grossesses). Seul le trophoblaste se développe et fournit un « œuf clair » dont le développement s'arrête tôt. S'il se poursuit après le 1er trimestre, on parle de môle hydatiforme. Celle-ci est complète s'il n'y a que du trophoblaste, ou partielle (dite aussi môle embryonnée) s'il persiste quelques restes embryonnaires. Ces grossesses molaires caractérisées par un taux élevé d'hCG s'interrompent spontanément ou non ; des résidus de trophoblaste peuvent continuer à proliférer et être à l'origine de tumeurs bénignes dans les môles partielles ou malignes (choriocarcinome) dans les môles complètes.
Ces grossesses molaires surviennent plus fréquemment aux ages extrêmes de la vie reproductive ainsi que dans les ethnies africaines et asiatiques.

a. Môle hydatiforme complète

Les analyses chromosomiques ont montré que même si les cellules d'une môle complète ont un caryotype normal diploïde, tous les chromosomes sont issus du père (zygotes androgénotes). Deux mécanismes sont proposés :
- fécondation par 2 spermatozoïdes puis élimination du noyau femelle (caryotype 46, XX ou 46, XY) ;
- fécondation par 1 spermatozoïde avec perte du noyau femelle puis duplication du noyau mâle : le caryotype peut théoriquement être 46, XX ou 46, YY mais en fait les zygotes 46, YY dépourvus en gènes essentiels localisés sur le chromosome X ne peuvent se développer : seul le caryotype 46 XX est observé.

Au final, environ 95 % des môles complètes sont 46 XX indiquant que la fécondation monospermique est le mode prédominant de production.

b. Môle hydatiforme partielle

Même si aucun reste embryonnaire ne peut être observé au moment où la môle est évacuée, la présence d'érythroblastes embryonnaires nucléés et de vaisseaux sanguins fœtaux indique qu'un embryon était présent.
L'analyse caryotypique indique que les concepti sont habituellement triploïdes (69, XXX ou 69, XXY ou 69, XYY) avec 2 jeux de chromosomes paternels. Des études ont montré que ces môles proviennent de la fécondation d'un ovocyte par 2 spermatozoïdes ou par 1 spermatozoïde diploïde.

V. Conclusion

Au cours de cette première semaine de développement, la femme ne présente pas de signe clinique particulier et aucun test biologique ne permet de définir une grossesse débutante. La fécondation *in vitro* dans les espèces animales comme les bovins ou les murins a permis de progresser dans la connaissance des évènements impliqués dans cette période. Dans l'espèce humaine, il est possible de cultiver *in vitro* des embryons jusqu'au 5e/6e jour (stade blastocyste, Fig. 13). Un arrêt de développement survient dans environ 50 % des œufs pour des raisons métaboliques ou chromosomiques.

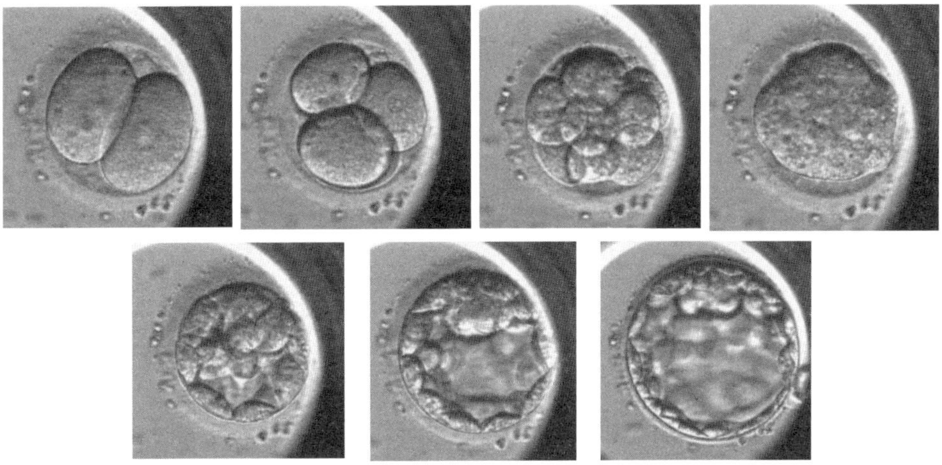

Figure 13 : Evolution d'un embryon humain du stade 2 cellules au stade blastocyste.

Chapitre 2 - La deuxième semaine du développement embryonnaire

Jean-François Guérin, et Sylvianne Hennebicq

La 1re semaine a été représentée par la segmentation de l'œuf et la formation du blastocyste, l'embryon apparaissant « libre » d'abord dans la trompe, puis dans la cavité utérine. L'évènement majeur de la 2e semaine est représenté par l'implantation dans l'endomètre. Concernant l'embryon proprement dit, on assiste à la formation du disque didermique en début de 2e semaine. De nombreux dérivés extra-embryonnaires, dits « annexes », apparaissent au cours de cette 2e semaine. On considère dans ce chapitre que la 2e semaine est comprise entre le 7e et le 13e jour (J7 – J13), en postulant que le moment de la fécondation représente le jour J0.

I. L'implantation

1. Le cadre : l'endomètre

L'implantation ne peut avoir lieu physiologiquement que dans un endomètre qui s'est modifié sous l'action des hormones ovariennes : œstradiol et progestérone. Au 21e jour du cycle maternel, les glandes de l'endomètre ont pris une disposition spiralée, et commencent à sécréter du glycogène dans leur lumière, tandis que les vaisseaux sanguins – artérioles et veinules – adoptent un trajet hélicoïdal.

Au cours de l'implantation, l'endomètre va subir la réaction déciduale : celle-ci se caractérise par un remaniement de la matrice extracellulaire. Les fibroblastes fusiformes se transforment progressivement en grandes cellules rondes qui sécrètent des facteurs de croissance et stockent du glycogène qui pourra servir de substrat nutritif à l'œuf. Le rôle principal de la réaction déciduale serait de participer à la limitation de l'invasion trophoblastique et à la tolérance immunologique en réponse à cette invasion.

2. Notion de fenêtre d'implantation

Curieusement, l'embryon peut s'implanter (pathologiquement) dans une grande variété de tissus, tandis que dans l'endomètre, l'implantation n'est possible que durant une période limitée à quelques jours, appelée « fenêtre d'implantation », comprise dans l'espèce humaine entre le 5e et le 8e jour après l'ovulation (jours 19 à 22 du cycle menstruel). On note pendant cette période, l'apparition de pinopodes – protusions microscopiques cytoplasmiques – au pôle apical des cellules de l'épithélium utérin. Ces pinopodes ont des propriétés de pinocytose, c'est-à-dire d'absorption de fluides de la cavité utérine, ce qui pourrait amener passivement le blastocyste au contact de l'endomètre.

3. Déroulement de l'implantation

L'implantation n'est possible qu'a partir du moment où la zone pellucide a été rompue, au cours d'une étape appelée « éclosion » et décrite dans le chapitre précédent.

L'implantation se déroule selon la séquence suivante : Orientation – Apposition – Adhésion – Invasion.
Le blastocyste adhère toujours à l'endomètre du côté du bouton embryonnaire, ou masse cellulaire interne (MCI) (Fig. 1). L'adhésion à l'épithélium est due à la formation de complexes fonctionnels. Les cellules trophoblastiques dissocient les cellules de l'épithélium de surface de l'endomètre, et sécrètent des facteurs induisant l'apoptose de ces cellules. Elles constituent le cytotrophoblaste, (CT) couche unicellulaire ayant une activité mitotique intense. Les cellules issues de ces mitoses vont fusionner pour constituer une masse plurinucléée : le syncitio-trophoblaste (ST), qui va digérer la membrane basale de l'épithélium utérin, puis la matrice extracellulaire. Ceci va lui permettre de pénétrer totalement dans l'endomètre. Vers J10, le ST va alors entourer complètement le CT et l'embryon.

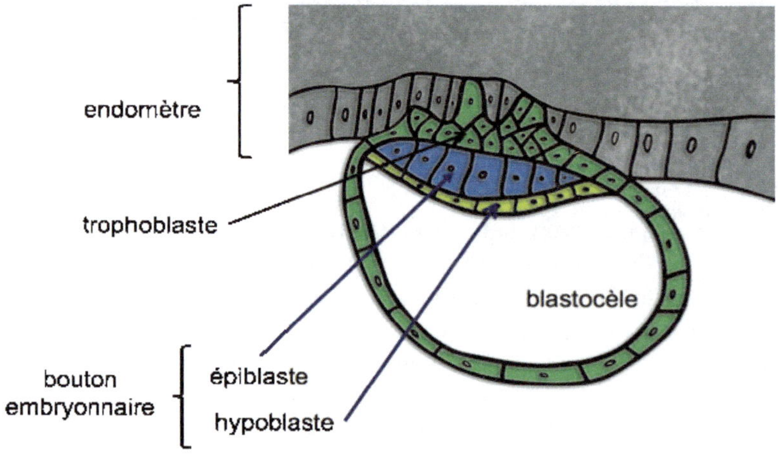

Figure 1 : Blastocyste en cours d'adhésion à l'endomètre par son pôle embryonnaire.

Au cours de sa progression, le ST va rencontrer et éroder des culs de sac et des canaux glandulaires, ainsi que des petits vaisseaux sanguins. Les cellules endothéliales de ces vaisseaux vont être remplacées par des cellules trophoblastiques, qui vont maintenir la lumière béante. Dans le même temps, au milieu de la 2e semaine (vers J8-J9) des lacunes vont apparaitre au sein du cytoplasme du ST. Ces lacunes vont progressivement se remplir de sang maternel (vers J10) (Fig. 2). Ainsi, à la fin de la 2e semaine est mise en place une circulation utéro-lacunaire, encore appelée « utéro-placentaire primitive ». Vers J10, la brèche épithéliale initiale présente à la surface de l'endomètre est colmatée par un caillot séro-fibrineux, rapidement colonisé par les cellules épithéliales. A la fin de la 2e semaine, l'épithélium de surface de l'endomètre a recouvré sa continuité.

4. Aspects moléculaires et physiologie de l'implantation

L'implantation fait appel à des interactions complexes, encore non totalement élucidées, entre les cellules trophoblastiques et les différents constituants de l'endomètre. L'interleukine 1, sécrétée par le blastocyste, interviendrait dans l'orientation de la masse cellulaire interne (MCI) vers la muqueuse utérine. Une autre cytokine, le LIF (Leukemia Inhibitory Factor), sécrété par l'épithélium de l'endomètre, jouerait un rôle dans la formation du ST à partir du CT.
Le mode d'invasion de l'endomètre par le trophoblaste rappelle celui des cellules tumorales. Les cellules trophoblastiques modifient leur répertoire d'intégrines en fonction du type de structure rencontré, ce qui va déclencher des sécrétions spécifiques d'enzymes protéolytiques de type métallo protéases. Ainsi, l'interaction du ST avec la laminine de la membrane basale (MB) de l'épithélium utérin, induit la sécrétion par le ST de gélatinases dégradant le collagène de type IV, caractéristique de la MB. La MB une fois digérée, l'interaction du ST avec la fibronectine du tissu conjonctif sous jacent induit la sécrétion de collagénases qui dégradent le collagène de type I (abondant dans la matrice extracellulaire). En retour, les cellules déciduales, les macrophages et les leucocytes présents dans l'endomètre sécrètent de nombreux facteurs endométriaux permettant un contrôle de cette invasion trophoblastique.

5. La sécrétion de gonadotrophine choronique humaine (hCG)

L'hCG est une hormone glycoprotéique de type hétérodimérique. Elle est composée de deux sous-unités (alpha et beta). La sous-unité alpha est identique à celle de la LH (hormone lutéinisante) et l'hCG a le même type d'activité que la LH mais une demi-vie plus longue. Elle est sécrétée par les cellules trophoblastiques, en quantité croissante à partir du début de l'implantation. Elle permet au corps jaune de se maintenir à la fin théorique du cycle maternel, où la chute de la LH hypophysaire entrainerait la dégradation de l'endomètre. Dès que le ST est envahi de lacunes contenant du sang maternel, l'hCG peut passer et s'avère donc dosable dès le milieu de la 2e semaine de développement, ce qui correspond à J24-J25 du cycle menstruel maternel. Elle est détectable environ 24 heures plus tard par les tests urinaires (soit quelques jours avant le retour présumée des règles).

II. La formation du disque didermique

Au début de la 2e semaine (J7), les cellules de la MCI qui bordent le blastocèle s'aplatissent, pour former l'hypoblaste. Les autres cellules de la MCI se différencient en cellules prismatiques, pour constituer l'épiblaste. A J8, une petite cavité apparait au sein de ces dernières : la cavité amniotique, délimitée par l'épiblaste (plancher) et par l'épithélium amniotique, ou amnios (toit). Le disque didermique est ainsi constitué dès la fin du 8e jour, par l'épiblaste en contact avec la cavité amniotique, et l'hypoblaste en contact avec le blastocèle (Fig. 2).

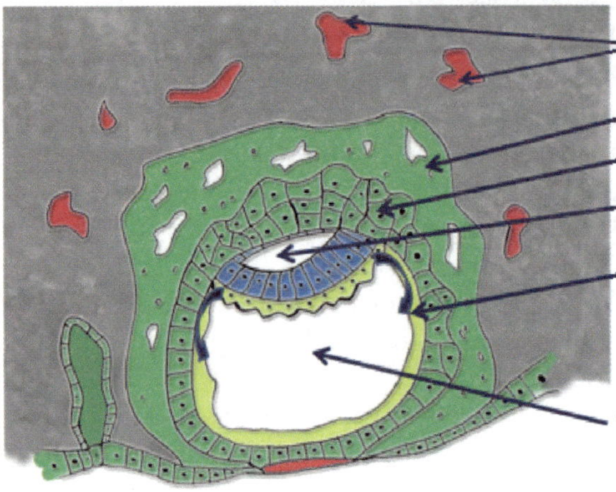

Figure 2 : Embryon presque entièrement implanté dans l'endomètre. Les lacunes du ST se forment. La cavité amniotique et la vésicule vitelline primaire sont en cours de formation.

III. La formation des annexes ou tissus extra-embryonnaires

Dans un souci de simplification, on désignera par « annexes », l'ensemble des structures extérieures au disque embryonnaire, ce dernier constituant l'embryon à ce stade de développement. Ainsi, le trophoblaste (CT et ST), la cavité amniotique et le blastocèle, se définissent comme des annexes. Le développement relatif des annexes va être très important au cours de cette 2e semaine.

1. Formation de la vésicule vitelline primaire et du coelome extra-embryonnaire

A J8, les cellules périphériques de l'hypoblaste vont proliférer en s'aplatissant pour tapisser le blastocèle et délimiter une nouvelle cavité, le lécithocèle primaire (ou vésicule vitelline primaire), entièrement fermée à J9-J10 (Fig. 3). Ces cellules d'origine hypoblastique reposent sur une membrane basale et l'ensemble constitue la membrane de Heuser. Ces cellules de la membrane de Heuser synthétisent et sécrètent un tissu conjonctif lâche à leur pôle basal, entre la membrane de Heuser et le cytotrophoblaste. Ce tissu conjonctif lâche va former le mésenchyme extra-embryonnaire. Ce mésenchyme, d'abord acellulaire sera colonisé par des cellules dont l'origine est sujette à controverse. Il fera ensuite dès J12 l'objet d'une résorption partielle par apoptose, ce qui va aboutir à la constitution d'une nouvelle cavité : le cœlome extra-embryonnaire ou cavité choriale (Fig. 3).

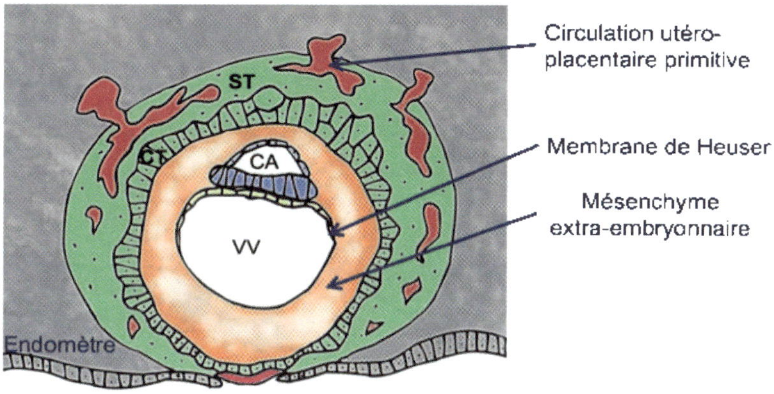

Figure 3 : Formation du mésenchyme extra-embryonnaire à partir des cellules de la membrane de Heuser (CA=cavité amniotique, VV=vésicule vitelline, CT=cytotrophoblaste, ST=syncitiotrophoblaste).

2. Formation de la vésicule vitelline secondaire

A partir de J12, une nouvelle vague de prolifération cellulaire s'observe à partir du des cellules tapissant le lécithocèle primaire. Cette prolifération va aboutir à la formation d'une nouvelle cavité, le lécithocèle secondaire (ou vésicule vitelline secondaire), les reliquats de l'ancien lécithocèle formant de petites vésicules noyées dans le mésenchyme extra-embryonnaire, et constituant le kyste exo-cœlomique, vers le pôle opposé au disque embryonnaire.

IV. L'œuf à la fin de la 2e semaine

L'œuf est complètement inséré dans l'épaisseur de l'endomètre, son diamètre total est d'environ 2,5 mm et correspond à la limite de prolifération du ST. L'embryon proprement dit se résume au disque didermique. Ce disque n'est pas circulaire mais commence à devenir ovale. Le grand axe du disque ne dépasse pas 0,3 mm, en contact avec 2 cavités grossièrement hémisphériques : la cavité amniotique en regard de l'épiblaste, et le lécithocèle secondaire (vésicule vitelline) en regard de l'hypoblaste. Une extremité du disque formera la future zone céphalique et l'autre la future zone caudale de l'embryon.

La résorption du mésenchyme extra-embryonnaire ne va pas être totale : 3 lames de mésenchyme vont persister : (i) au contact du cytotrophoblaste (lame choriale), (ii) au contact du lécithocèle secondaire (lame vitelline) et (iii) au contact de l'amnios (lame amniotique). Le disque embryonnaire est appendu à la lame choriale par le pédicule embryonnaire (Fig. 4). Ce pédicule, précurseur du cordon ombilical (qui se constituera au-delà de la 6e semaine) est en continuité avec le disque embryonnaire par son pole caudal. On peut ainsi orienter le disque en se référant à ses 2 pôles : céphalique et caudal, et à la nature de ses feuillets : épiblaste et hypoblaste. L'épiblaste représente la future région dorsale de l'embryon et l'hypoblaste la future région ventrale.

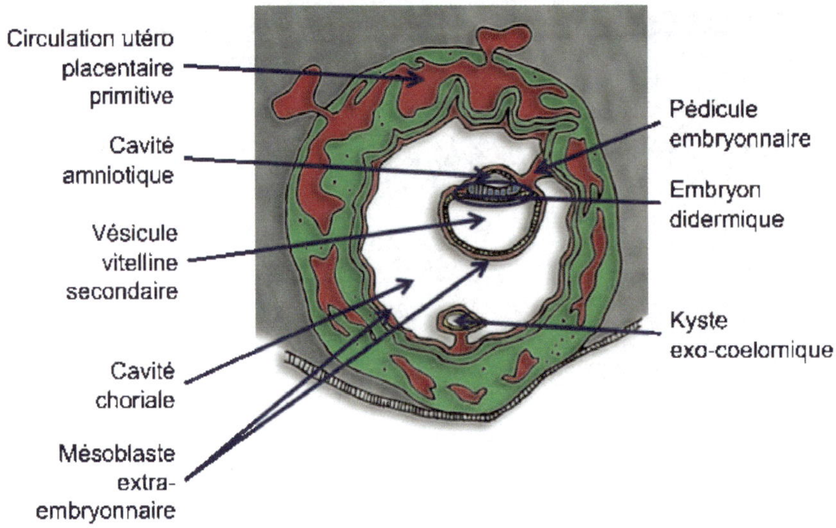

Figure 4 : Embryon implanté dans l'endomètre , aspect en fin de 2e semaine.

V. Physiologie et anomalies de la 2e semaine

1. Echanges materno-fotaux

Les mécanismes d'échange qui se faisaient par « imbibition » à partir des sécrétions du tractus génital (tubaires puis utérines) au cours de la 1re semaine, ne permettent plus à eux seuls de couvrir les besoins de l'embryon et de ses annexes en 2e semaine. Des échanges par l'intermédiaire du ST, qui contient du sang maternel dans ses lacunes, et au sein duquel se développe à la fin de la 2e semaine, une véritable circulation utéro-placentaire primitive s'avèrent désormais possibles.

2. Arrêts de développement

Les arrêts de développement sont encore très fréquents au cours de la 2e semaine : on retrouve les mêmes causes que celles décrites au cours de la 1re semaine, en particulier des anomalies chromosomiques ou des mutations touchant des gènes impliqués dans le développement. Mais il existe également des anomalies propres à l'implantation, concernant les interactions « œuf-endomètre ». Au total, on estime qu'au moins la moitié des œufs fécondés arrêtent leur développement avant la fin de la 2e semaine.

On admet qu'avec cette 2e semaine, s'achève la loi du « tout ou rien », qui signifie qu'une anomalie du développement, qu'elle soit de cause endogène ou environnementale, va soit entrainer la mort de l'œuf, soit lui permettre de continuer son développement sans séquelles. Cette loi a cependant des limites car elle repose principalement sur l'expérimentation animale.

3. La formation des jumeaux

La gémellité dans l'espèce humaine, en dehors des conceptions après fécondation *in vitro*, représente environ 1 % des conceptions naturelles, 2/3 étant dizygotiques (faux-jumeaux : fécondation de 2 ovocytes par 2 spermatozoïdes), 1/3 monozygotiques (vrais

jumeaux). Le développement complet des vrais jumeaux témoigne de l'existence de mécanismes de régulation. Il existe plusieurs catégories de jumeaux monozygotes, selon le stade de leur formation :
Constitution de 2 lots de blastomères qui se dissocient au cours de la phase de segmentation (le plus fréquent des grossesses gémellaires monozygotes) : 2 blastocytes se forment, ils s'implanteront indépendamment et aboutiront à une grossesse « dichoriale-diammiotique » (comme les faux jumeaux dizygotes).

- Clivage en 2 amas cellulaires de la MCI du blastocyste, probablement au moment de l'éclosion : les embryons partageant le même blastocèle et le même trophoblaste aboutiront à une grossesse « monochoriale-diammiotique ».
- Clivage au stade du disque embryonnaire didermique avec cavité amniotique constituée (le plus rare) : les embryons partageront le même blastocèle et la même cavité amniotique et aboutiront à une grossesse « monochoriale-monoamniotique ».

Chapitre 3 - La troisième semaine du développement embryonnaire

Jean-François Guérin, et Sylvianne Hennebicq

I. La gastrulation

La gastrulation représente une étape fondamentale de l'embryogenèse chez de nombreuses espèces. Elle va aboutir à la mise en place d'un 3e feuillet : le chordo-mésoblaste.
Vers le 15e jour du développement, apparait au niveau de l'épiblaste, dans la partie caudale médiane, une dépression linéaire : le sillon primitif, limité par 2 structures en forme de cratère : le nœud antérieur ou nœud de Hensen, et le nœud postérieur. L'ensemble constitue la **ligne primitive** qui établit le plan de symétrie bilatérale de l'embryon (Fig. 1). A J16, la ligne primitive s'étend sur environ la moitié du grand axe du disque (partie caudale). Cette structure est responsable de la constitution du 3e feuillet embryonnaire :

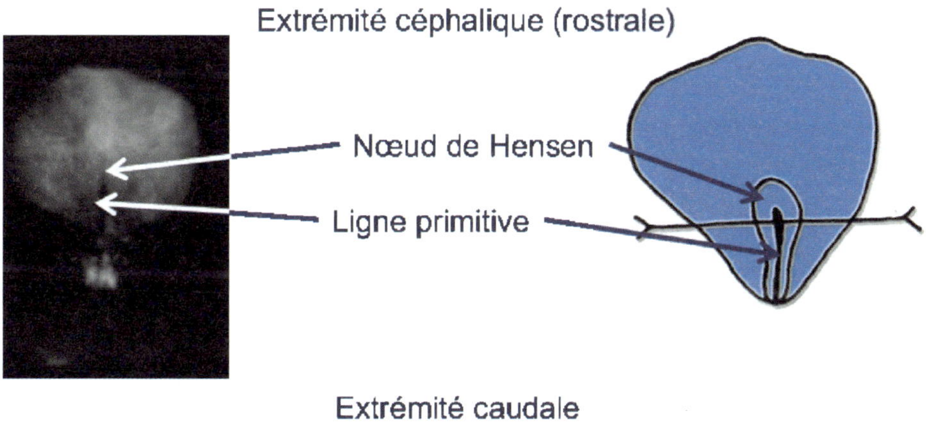

Figure 1 : Développement de la ligne primitive au niveau de la partie caudale de l'embryon (transillumination extraite du site www.embryology.ch).

Certaines cellules épiblastiques se détachent des cellules voisines grâce à une modification des molécules d'adhésion intercellulaire : elles n'expriment plus la E-cadhérine caractéristique des cellules épiblastiques. Leur migration en direction de la ligne primitive, de type amœboïde avec expansion de pseudopodes, fait intervenir des éléments classiques du cytosquelette, en particulier les filaments d'actine. Au niveau de la ligne primitive, les cellules vont s'infiltrer entre les 2 feuillets et coloniser progressivement la quasi-totalité de l'espace, initialement virtuel, entre ces 2 feuillets. Deux régions font exception, de forme ovalaire sur une vue de dessus : la membrane pharyngienne (ou bucco-pharyngée) vers le pole céphalique, et la membrane cloacale, vers le pole caudal. Une fois la ligne primitive traversée, les propriétés des cellules changent, passant d'un statut « épithélial » avec expression d'E-cadhérine, à un statut « mésenchymateux » avec expression de vimentine. Elles deviennent des cellules mésoblastiques, et par convention l'épiblaste est maintenant appelé « ectoblaste » (ou « ectoderme ») (Fig. 2.).

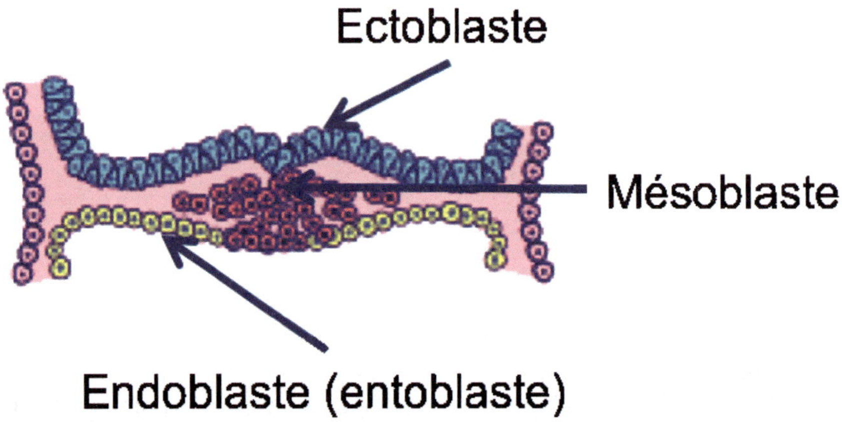

Figure 2 : Migration des cellules épiblastiques au niveau de la ligne primitive, transformation de l'épiblaste en ectoblaste et formation du mésoblaste.

Différents gènes interviennent dans cette transformation d'épiblaste en mésoblaste, comme le gène *slug*, exprimé dans les cellules bordant la ligne primitive. D'autres gènes sont impliqués dans la migration cellulaire, comme le FGF. Chez le poulet, l'action combinée de FGF4 et FGF8 permet une migration contrôlée des cellules vers différentes régions du disque. Les cellules qui migrent à travers le nœud de Hensen ont une destinée particulière. Elles vont constituer le processus chordal, représenté par une invagination borgne en doigt de gant : le **canal chordal**, qui se prolonge par une condensation mésoblastique en direction de la membrane pharyngienne : la **plaque pré-chordale** (Fig. 3).

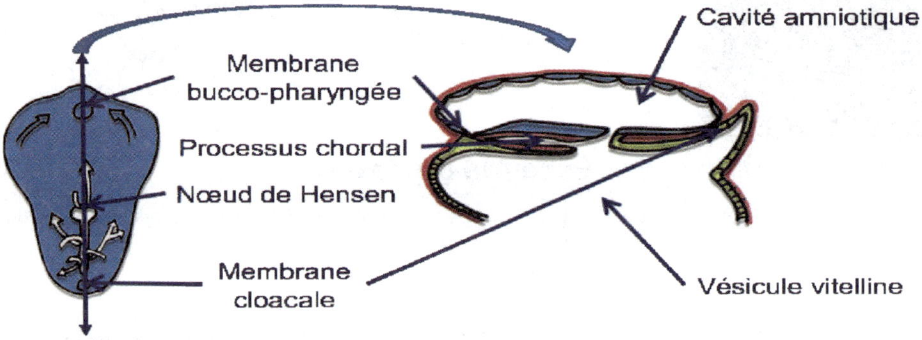

Figure 3 : Développement du processus chordal et de la plaque préchordale. A gauche l'embryon vu par sa face dorsale et à droite l'embryon en coupe sagittale.

A partir de J17, le canal chordal va fusionner par sa face « ventrale » avec l'hypoblaste, qui prend le nom d' « entoblaste » (ou « endoderme »), et devient donc constitué par un mélange de cellules originaires respectivement de l'hypoblaste et de l'épiblaste. De fait, les cellules hypoblastiques originelles deviennent très minoritaires. Elles sont refoulées à la périphérie du disque (au niveau des faces latérales). Le canal chordal s'ouvre dans le lécithocèle, faisant communiquer pendant quelques jours cette cavité avec la cavité amniotique. Une plaque chordale, intégrée à l'entoblaste, se constitue, avec en arrière un canal très court : le canal neurentérique. Cette plaque chordale se détachera progressivement de l'entoblaste d'avant en arrière, pour former la chorde. Le détachement sera complet au début de la 4e semaine (Fig. 4.).

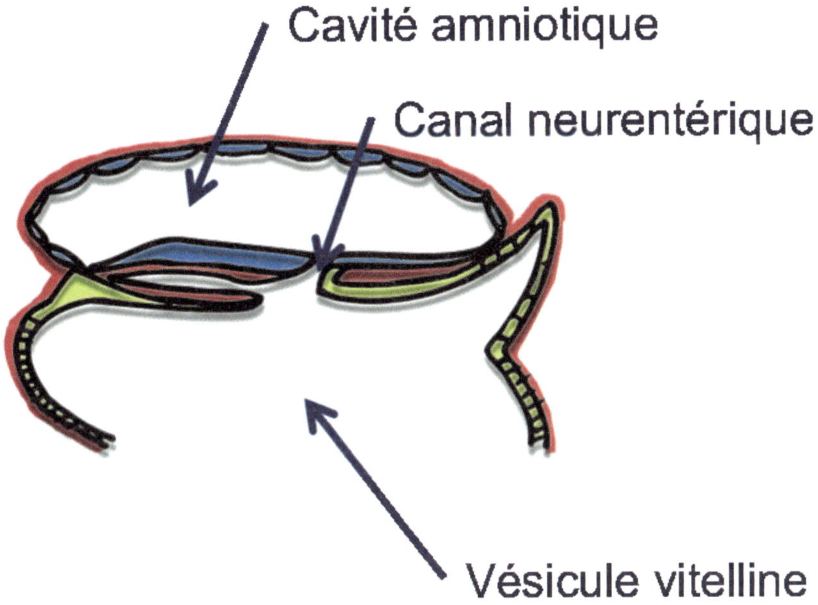

Figure 4 : Présence transitoire d'une communication entre vésicule vitelline et cavité amniotique, par le canal neurentérique.

A partir de J 18, la gastrulation proprement dite s'achève, et on assiste à des phénomènes de condensations localisées du mésoblaste, et d'un début de segmentation de certaines structures, regroupés sous le terme de « **phénomènes post gastrulaires** ». En même temps, on assiste à un **recul de la ligne primitive**. Ce recul est relatif car il n'y a pas de véritable raccourcissement de la ligne dont la longueur ne varie pas, mais on assiste à un développement important des dimensions du disque : le grand axe, dont la longueur est d'environ 0,3 mm en début de 3e semaine, mesure environ 0,7 mm à J18, et atteindra 1,5 mm à la fin de la 3e semaine.
La chorde, véritable axe de symétrie de l'embryon, représente le mésoblaste axial, tandis que 2 paires de cordons mésoblastiques apparaissent, constituant respectivement le mésoblaste para-axial (épais), et le mésoblaste intermédiaire (plus grêle). Enfin, une condensation de mésenchyme visible en coupe transversale va constituer la lame latérale. En dehors de ces territoires condensés, les cellules mésoblastiques constituent le mésenchyme intra-embryonnaire, qui représentera un tissu « de remplissage » de l'embryon.

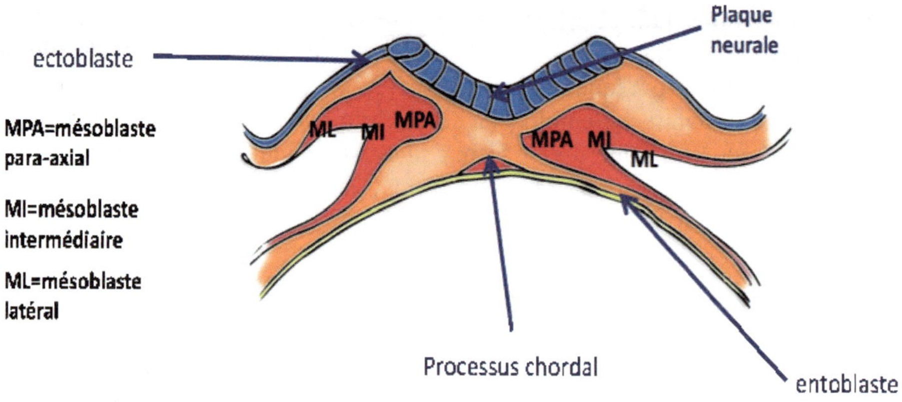

Figure 5 : Régionalisation du mésoblaste en chorde, mésoblaste para axial, intermédiaire et latéral.

Dès la fin de J18, on assiste à un début de segmentation du mésoblaste para-axial, dans le sens céphalo-caudal, en une série blocs grossièrement arrrondis : les somitomères. Sept paires se constituent ainsi entre la fin de J18 et le début de J20, dans la région craniale, dont les cellules se retrouveront dans le mésenchyme des arcs branchiaux, et participeront à la formation des muscles striés de la face et des mâchoires. A partir de J20, les somitomères évolueront en somites : les 8e, 9e et 10e paires de somitomères vont constituer les 1re, 2e et 3e paires de somites définitifs (cf. chapitre « 4e semaine »).
A la fin de la 3e semaine, on assiste à un clivage de la lame latérale dans le sens de son épaisseur, en 2 feuillets qui commencent à s'écarter l'un de l'autre : la somatopleure, qui sera proche de l'ectoblaste et se prolongera par la lame amniotique, et la splanchnopleure, qui sera proche de l'entoblaste et se prolongera par la lame vitelline (Fig. 6 et 7). L'espace ménagé entre les 2 feuillets va constituer le coelome intra-embryonnaire encore largement ouvert à ce stade, dans le coelome extra-embryonnaire.

II. Le début de la neurulation : formation du neurectoblaste

La neurulation commence par la formation de la **plaque neurale**, en avant de la plaque primitive, au 18e jour : elle apparait large vers le pole céphalique (position crâniale, à l'origine de l'encéphale) et effilée en direction du nœud de Hensen (position caudale). La plaque neurale se forme par induction, à partir de structures mésoblastiques (Fig. 6) : plaque préchordale et notochorde, et faisant intervenir le FGF. Une participation entoblastique, en provenance du nœud de Hensen, est aussi envisagée.

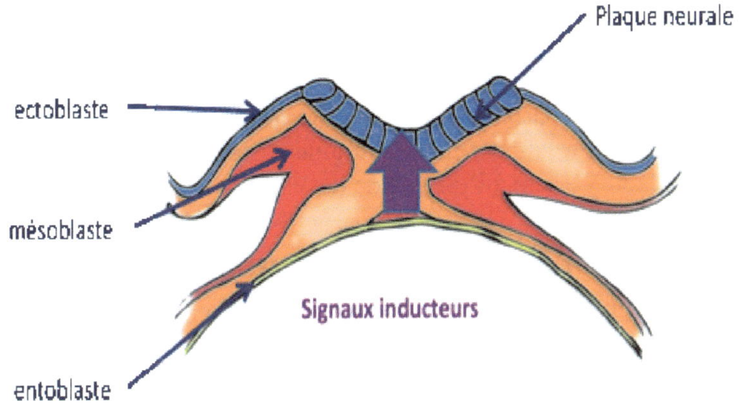

Figure 6 : Stade de plaque neurale.

Au 19e jour, la plaque neurale se transforme en **gouttière neurale (Fig. 7)**. Cet état se prolonge jusqu'au début de la 4e semaine. Les cellules, initialement cylindriques, deviennent progressivement coniques tronquées par action de microfilaments d'actine, qui entrainent une constriction au niveau du pôle apical.

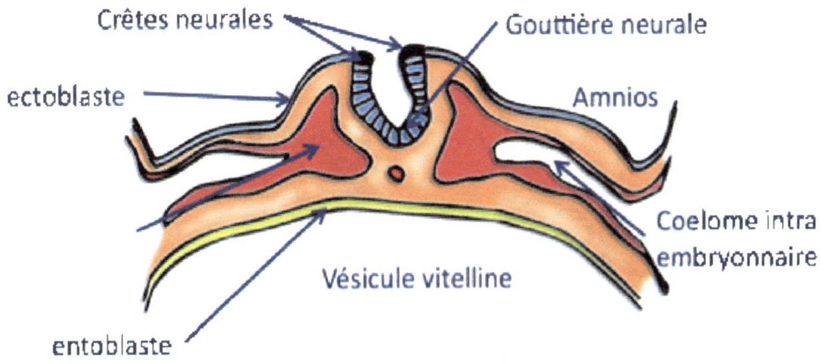

Figure 7 : Stade de gouttière neurale.

Au niveau des berges de la gouttière, apparait une condensation sous la forme de cordons : les **crêtes neurales**. Lorsque la gouttière se transformera en tube, ces cordons se détacheront de l'ectoblaste, et les cellules migreront vers différents territoires du corps de l'embryon (cf. chapitre « 4e semaine »).

III. Formation des dernières annexes embryonnaires

1. L'allantoïde

Un diverticule entoblastique se forme à la fin du 16e jour à l'arrière de la ligne primitive, au sein du pédicule embryonnaire. Deux jours plus tard, à J18, on peut détecter par marquage à la phosphatase alcaline les cellules germinales primordiales (CGP) qui constituent les toutes premières cellules de la lignée germinale de l'organisme. Leur localisation initiale, dans le mésenchyme du pédicule embryonnaire à proximité de l'allantoïde a fait longtemps penser que les CGP étaient d'origine entoblastique. Il est actuellement bien démontré qu'elles sont d'origine ectoblastique.

L'allantoïde constitue la parfaite illustration du devenir de certaines annexes : la plicature de l'embryon à la 4e semaine entrainera son internalisation au corps de l'embryon, et l'allantoïde sera à l'origine de la vessie.

2. Les îlots sangui-formateurs de Wolff et Pander

A partir de J18 se constituent dans la paroi du lécithocèle, c'est-à-dire au sein de la lame vitelline, des îlots sangui-formateurs (Fig. 8). On assiste d'abord à des foyers de condensation du mésenchyme, qui constituent des sortes de cordons pleins. Une lumière apparait au sein de ces cordons, autour de laquelle les cellules s'aplatissent, pour constituer un endothélium primitif. Ces cellules rentrent en mitose afin d'allonger les vaisseaux néo-formés. Certaines cellules se détachent et passent dans la lumière vasculaire, constituant des cellules sanguines primordiales. Ces cellules, nucléées, sont encore indifférenciées ; leur différenciation s'effectuera plus tard, au cours du 2e mois, quand elles passent dans le réseau vitellin et sont piégées dans le foie fœtal.

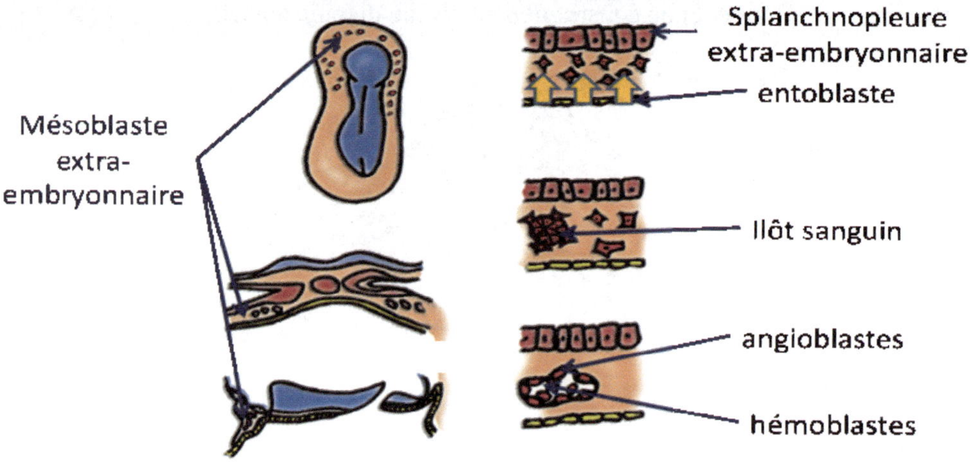

Figure 8 : Formation des ilots sangui-formateurs de Wolf et Pander.

3. La zone cardiogène

La zone cardiogène ne constitue pas une annexe à proprement parler. Néammoins, on peut observer dès la fin de J18 une condensation de cellules mésenchymateuses en avant de la membrane pharyngienne, qui va se prolonger par 2 cordons pleins, l'ensemble constituant une formation en fer à cheval qui entoure la membrane pharyngienne. A la fin de la 3e semaine (J20), une lumière apparait dans les cordons, pour former les 2 tubes cardiaques. Dans le même temps, on assiste à une neo-formation vasculaire au sein du mésenchyme embryonnaire, en particulier les aortes dorsales.

La formation de l'appareil cardio vasculaire sera étudiée en détails dans le chapitre « 4e semaine ».

IV. Formation du placenta diffus

Au cours de la 2e semaine s'est constituée l'ébauche du placenta (période dite « avilleuse »), avec un début de circulation entre l'organisme maternel et l'œuf, via des lacunes dans le syncitiotrophoblaste qui se sont remplies progressivement de sang maternel. Dès la fin de la 2e semaine (à partir de J13), on rentre dans la période « villeuse » avec la mise en place successive des villosités primaires, secondaires et tertiaires, aboutissant à la constitution de la barrière placentaire.

1. Les villosités primaires (J13-J15)

Elles apparaissent sous la forme d'environ un millier de colonnes cytotrophoblastiques, érigées régulièrement à partir de proliférations localisées de cytotrophoblaste (Fig. 9).

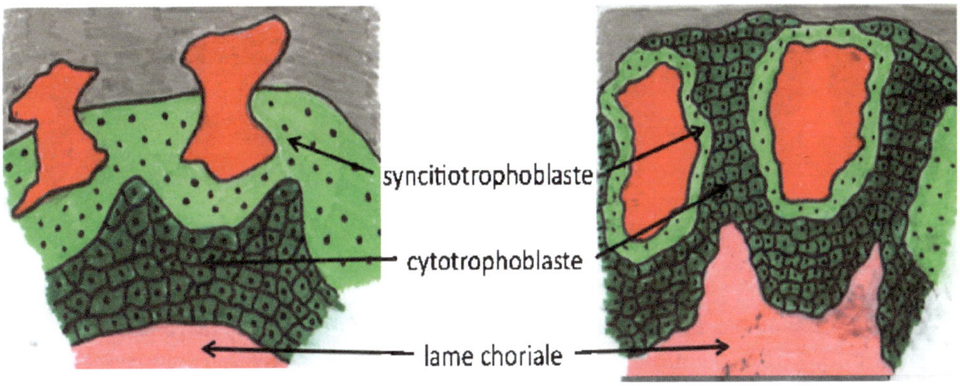

Figure 9 : Formation des villosités primaires.

2. Les villosités secondaires (J 15-J 18)

Elles correspondent à un soulèvement de la lame choriale en regard de chaque villosité primaire, aboutissant à la constitution d'un axe mésenchymateux (Fig. 10).

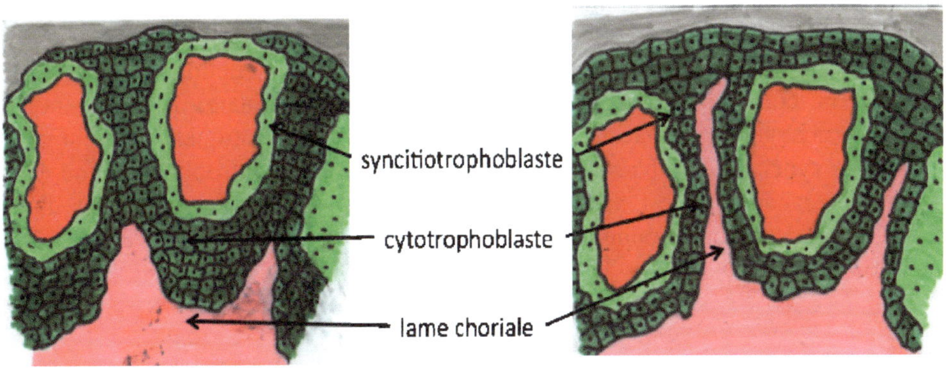

Figure 10 : Évolution des villosités primaires en villosités secondaires.

3. Les villosités tertiaires (J18-J21)

Au sein du mésenchyme extra-embryonnaire de la lame choriale se forment des vaisseaux, de manière identique à la néo-formation vasculaire dans les îlots de Wolff et Pander.

Les vaisseaux villositaires vont se connecter aux vaisseaux circulant dans la lame choriale (futures artères et veines ombilicales). Des cellules sanguines primordiales vont apparaître dans la lumière vasculaire (en provenance des îlots de Wolff et Pander, mais aussi par néo-formation *in situ*) ; différents facteurs de croissance, comme VGEF, interviennent dans la formation et le développement des vaisseaux (angiogenèse et vasculogenèse) (Fig. 11).

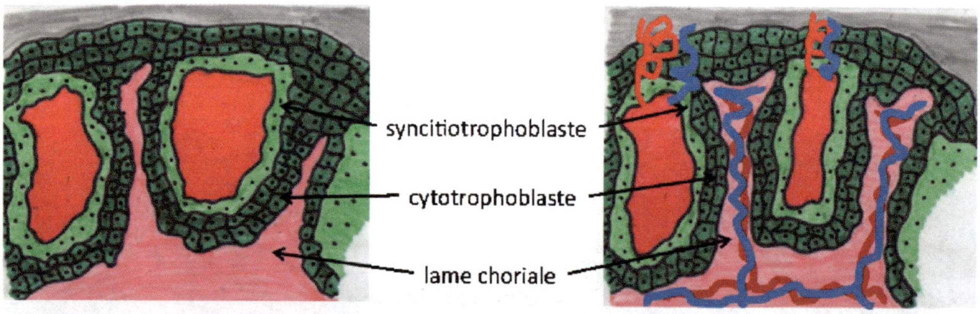

Figure 11 : Évolution des villosités secondaires en villosités tertiaires.

Avec les villosités tertiaires, se met en place la **barrière placentaire** qui sépare les 2 circulations : maternelle d'une part, embryonnaire puis fœtale d'autre part. Cette barrière est initialement constituée de 4 éléments : (1) - l'endothélium des vaisseaux villositaires, (2) - le mésenchyme de la villosité ; (3) - la couche de cytotrophoblaste ; (4) - la couche de syncitiotrophoblaste (Fig. 12.). C'est pendant la période embryonnaire que cette barrière est la plus épaisse (entre 40 et 50 µm). *Avec l'évolution de l'évolution de la gestation, son épaisseur va progressivement diminuer, pour permettre des échanges plus rapides entre les 2 circulations ; cette diminution sera rendue possible par la disparition de la couche de cytotrophoblaste, et par l'amincissement du syncitiotrophoblaste.*

A partir de J18, une nouvelle prolifération de cellules trophoblastiques est visible à l'apex de certaines colonnes, dont la hauteur grandit en direction du myomètre. Lorsque la colonne atteint la limite du syncitiotrophoblate, la prolifération cellulaire change d'orientation ; les cellules cytotrophoblastiques s'étalent à la surface du syncitiotrophoblaste, pour constituer la coque cytotrophoblastique. Une structure « sandwich » est ainsi réalisée, marquant définitivement l'arrêt de la prolifération du syncitiotrophoblaste.

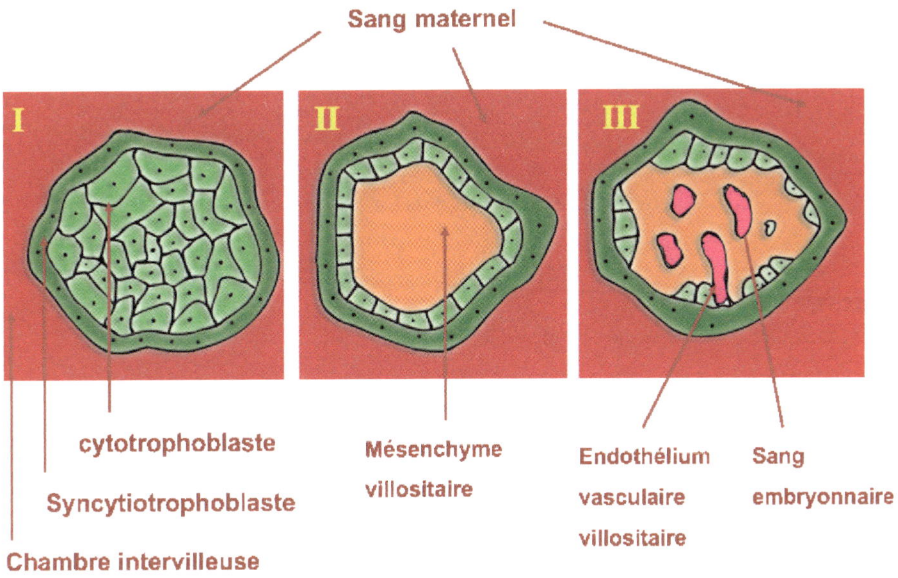

Figure 12 : Villosités en coupe transversale et éléments constitutifs de la barrière placentaire.

V. Formation de la ligne primitive : aspects moléculaires et pathologiques

La ligne primitive, avec ses 2 nœuds antérieur et postérieur, se développe au sein de l'épiblaste, sous l'action de différents gènes appartenant à la famille des TGF-β, des FGF et d'autres gènes *homeobox*. Parmi ces derniers, le gène *goosecoid* a été caractérisé dans les embryons de vertébrés, y compris la souris et l'homme. La ligne primitive est responsable de l'asymétrie bilatérale observée chez les mammifères, entre les côtés droit et gauche du tronc. Celle-ci serait due à une distribution asymétrique d'un morphogène entre les côtés droit et gauche, qui serait dépendante de mouvements ciliaires au niveau des cellules du nœud de Hensen. Une pathologie rare, le *situs inversus*, correspond à une latéralité des organes du tronc (cœur à droite, foie à gauche, etc.), accompagnée d'une immobilité ciliaire elle-même due à une mutation du gène de la dynéine. L'origine de la malposition des organes pourrait trouver son origine dans l'impossibilité des cellules du nœud de Hensen, à diriger correctement le flux ou des morphogènes.
La ligne primitive conditionne l'organisation de l'embryon en 3 régions – tête, tronc, queue – grâce à 3 groupes de gènes appelés « centres organisateurs » respectivement de la région céphalique, du tronc et de la région caudale. Chez l'embryon humain, une anomalie du centre caudal entrainera des pathologies graves comme la dysplasie ou dysgénésie caudale. L'étiologie serait une mutation du gène *brachyoure*, qui code pour une protéine requise pour la formation du mésoblaste caudal et de la chorde.

Chapitre 4 – La quatrième semaine du développement embryonnaire

Sylvianne Hennebicq et Jean-François Guérin

Au cours de la 4e semaine, les trois feuillets mis en place au cours de la 3e semaine vont servir de base à la formation des différents organes du corps. Une partie de la formation de ces organes commence donc à s'ébaucher au cours de la 4e semaine et se poursuivra de la 4e à la 8e semaine. Parmi ces organes, le système cardiovasculaire se développe de façon notable dès la 4e semaine. Par ailleurs, le développement embryonnaire de la 4e semaine est marqué par plusieurs événements qui vont permettre à partir d'un disque embryonnaire plan d'obtenir un embryon ayant un véritable volume en 3 dimensions avec une paroi ventrale et une structure dorsale fermées. Ainsi, à la face dorsale de l'embryon, l'ectoblaste formé par la plaque neurale poursuit son évolution en gouttière puis tube neural dont les extrémités crâniale et caudale vont se fermer. De ce tube neural vont dériver les tissus du système nerveux central. A la face ventrale de l'embryon, les bords latéraux de l'embryon vont se rejoindre pour former une paroi ventrale, tandis que les extrémités crâniale et caudale vont se recourber et délimiter la zone ombilicale. Enfin, au niveau du mésoblaste, le développement des différentes zones se poursuit. Au niveau du mésoblaste para axial, la somitogenèse se poursuit, servant de base à l'organisation segmentaire et plus tard vertébrale de l'embryon. Au niveau du mésoblaste intermédiaire les néphrotomes vont se constituer et au niveau du mésoblaste latéral, deux feuillets vont s'individualiser et former la splanchnopleure et la somatopleure. Ces feuillets délimiteront une cavité intra-embryonnaire ou coelome intra-embryonnaire. Les structures extra-embryonnaires et notamment les villosités placentaires continuent à se développer dans la zone future du placenta.

I. Développement de l'endoblaste et formation de la paroi ventrale de l'embryon

Nous avons vu qu'en fin de troisième semaine, l'embryon était un disque ovoïde à trois feuillets. L'endoblaste intra-embryonnaire (feuillet ventral de cet embryon) est en continuité avec l'endoblaste vitellin. La croissance du disque embryonnaire et de l'amnios est alors très importante tandis que la vésicule vitelline s'accroit peu. Il va en résulter une traction ventrale simultanée des parties céphaliques et caudales et des bords latéraux de cet embryon. Ce disque embryonnaire va donc s'infléchir autour de la cavité vitelline. On pourrait imaginer l'embryon se courbant comme une membrane que l'on tend à la surface d'un ballon. Ce mouvement d'inflexion des zones céphaliques, caudales et latérales du disque embryonnaire va aboutir à la fermeture de l'endoblaste en un tube digestif primitif communiquant avec la vésicule vitelline et en l'internalisation de ce tube dans un embryon dont la partie ventrale se sera fermée.

1. Plicature latérale de l'embryon

Le développement dans le sens latéral de la cavité amniotique et du disque embryonnaire et l'inflexion ventrale qui en résulte, conduisent à un rapprochement des bords latéraux de l'embryon dans la région ventrale. Ce rapprochement va intéresser l'endoblaste et les deux lames latérales de mésoblaste intra embryonnaire : le feuillet viscéral ou splanchnopleure qui tapisse l'endoblaste et le feuillet pariétal ou somatopleureure qui tapisse la cavité amniotique et l'ectoblaste. Il en résulte donc une fusion ventrale médiane de chacun des feuillets ipsi et controlatéraux (Fig. 1). La fusion des feuillets ipsi et controlatéraux d'endoblaste conduit à la fermeture ventrale partielle de l'endoblaste en un tube digestif primitif. Ce tube est divisé en trois portions : une partie céphalique dont l'extrémité borgne est constituée par la membrane bucco-pharyngée, une partie moyenne communiquant largement avec la vésicule vitelline et une partie caudale dont l'extremité borgne est la membrane cloacale. La fusion ventrale des feuillets ipsi et controlatéraux de splanchnopleure et somatopleure délimite une nouvelle cavité embryonnaire, le coelome interne. Ce coelome interne évoluera pour former la future cavité pleuro-péritonéale de l'embryon.

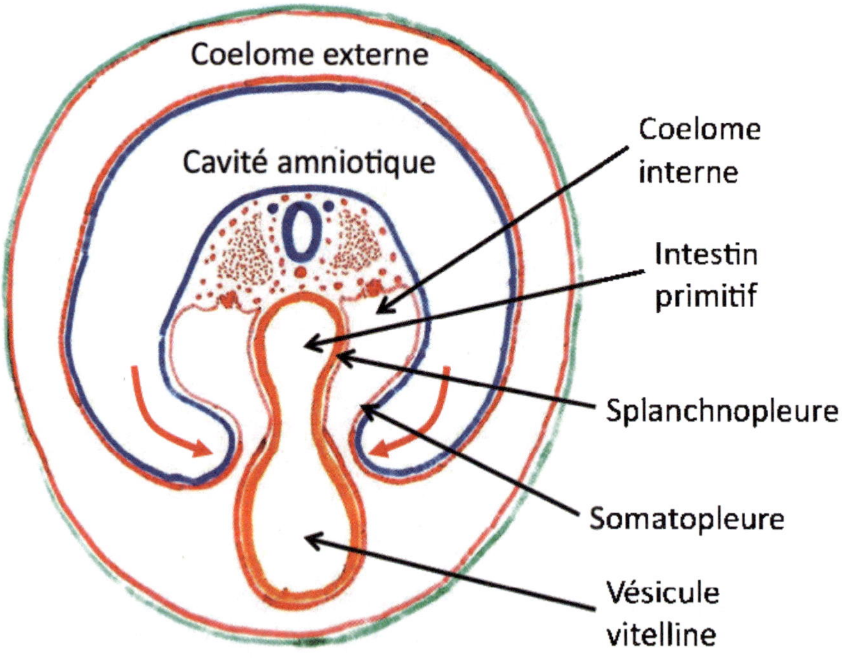

Figure 1 : Fusion médiane ventrale de l'endoblaste et des feuillets de splanchnopleure et somatopleure.

2. Plicature cranio-caudale de l'embryon

Dans l'axe sagittal, la croissance embryonnaire est surtout marquée par l'accroissement de l'ectoblaste, croissance liée à la formation des vésicules cérébrales, suite à la fermeture dorsale du tube neural (voir paragraphe ci-après). Cet accroissement net de l'extrémité céphalique entraine une courbure de la partie crâniale de l'embryon, Par ailleurs, comme dans l'axe médio-latéral, l'embryon va se recourber sagittalement au niveau caudal du fait de l'accroissement du disque embryonnaire et de la cavoté amniotique, sans accroissement comparable de la vésicule vitelline. On aboutit donc à un repliement crânio-caudal de l'embryon. (Fig. 2). La zone d'abouchement du tube digestif primitif avec la vésicule vitelline définit la zone ombilicale. Cette zone d'abouchement au départ large va se réduire au fur et à mesure de la croissance de l'embryon.

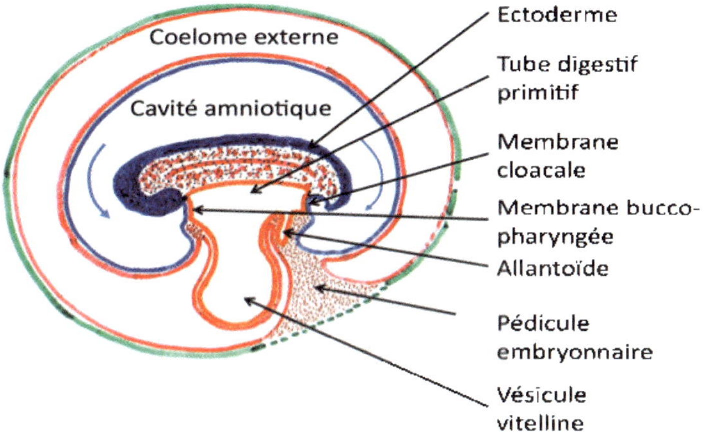

Figure 2 : Embryon en coupe sagittale, les flèches indiquent la plicature crânio-caudale de l'embryon qui conduira à une fermeture presque complète de la paroi ventrale, délimitant dans la zone ombilicale, une communication entre le tube digestif primitif et la vésicule vitelline.

II. Développement du mésoblaste

1. La chorde ou mésoblaste axial

Nous avons vu le rôle essentiel de la chorde comme élément inducteur de la différenciation de l'ectoblaste en plaque neurale. Cet effet inducteur se poursuit au cours de la 4e semaine vers la partie crâniale et caudale de l'embryon (voir paragraphe sur le devenir de l'ectoblaste et la fermeture du tube neural). Ensuite les cellules de la chorde vont involuer et il ne persistera plus qu'une structure fibreuse. Il en restera ultérieurement un vestige sous forme des noyaux fibreux des disques intervertébraux.

2. Le mésoblaste para axial : différenciation des somites

La différenciation du massif de mésoblaste para axial en somitomères puis en somites a débuté au cours de la 3e semaine dans la partie médiane de l'embryon par transition mésenchymo-épithéliale. Cette somitogenèse progresse vers la partie caudale de l'embryon et le nombre de somites formés va donc croître au cours de la 4e semaine (Tableau 1). Il est ainsi possible de dater les fœtus par l'examen du nombre de somites formés.

Datation en jours de développement	Nombre de niveaux somitiques
J20	1 à 4
J25	20
30	30 à 35
35	42 à 44

Tableau 1 : Datation des embryons en fonction du nombre de paires de somites formés.

a. Formation des sclérotomes

Au fur et à mesure de la différentiation des somitomères en somites dans le sens crânio-caudal, les somites formés vont poursuivre leur différentiation en sclérotome. Ainsi à partir de la 4e semaine, les premiers somites ont acquis une forme d'anneau centré par une petite lumière. Les cellules de la partie ventrale et médiale de l'anneau subissent à nouveau une transformation qui est cette fois épithélio-mésenchymateuse. Ces cellules reprennent donc des caractéristiques fibroblastiques, elles se dissocient les unes des autres et vont pouvoir migrer pour entourer de chaque côté le tube neural qui s'est fermé (Fig. 3). Ces cellules d'origine médioventrale vont ainsi former de chaque côté du tube neural un hémi sclérotome (futur territoire vertéral). Les hémisclérotomes formés à chaque niveau segmentaire somitique fusionneront ultérieurement pour former les vertèbres, l'ensemble des deux hémi-massifs ménageant un canal dans lequel est localisé le tube neural. La formation puis la fusion des hémisclérotomes progressera dans le sens caudal durant les semaines 4 à 8. Au plan moléculaire, la différenciation des cellules médio-ventrales du somites en sclérotome se fait notamment sous l'induction des gènes de différenciation sonic hedgehog et noggin, exprimés par les cellules de la partie ventrale du tube neural et les cellules de la chorde.

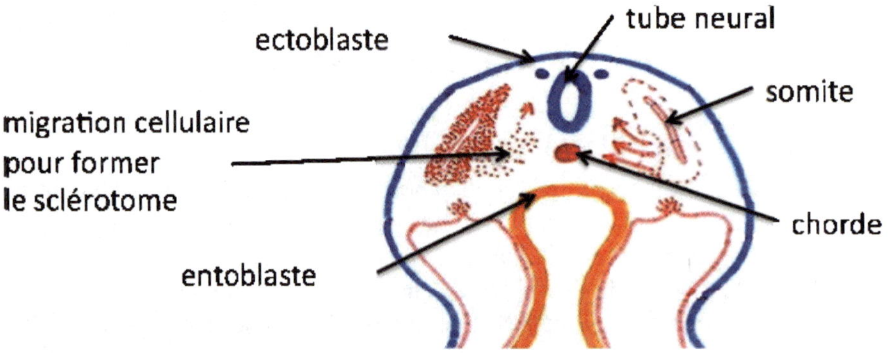

Figure 3 : Transformation épithélio-mésenchymateuse des cellules du somite et migration de ces cellules pour former le sclérotome (petites flèches)

b. Formation des dermatomes et des myotomes

Les cellules dorsales médianes et latérales des anneaux somitiques vont également subir une transition épithélio-mésenchymateuses et se différencier en précurseurs de cellules musculaires (myotome ou futur territoire musculaire). Les cellules dorsales situées entre ces deux zones vont se transformer pour former le dermatome, tissu cellulaire précurseur du revêtement cutané de l'individu. Ultérieurement, les cellules des deux massifs de myotome migreront en profondeur du dermatome puis vers la paroi ventrale de l'embryon pour former la musculature du tronc (Fig. 4). La transformation des cellules du somite en myotome se fait sous l'induction de gènes de différenciation dont notamment WNT exprimé par les cellules de la partie dorsale du tube neural. La différenciation des cellules dorsales du somite en dermatome est dépendante de l'expression de gènes tels que NT3 (neurotrophin 3) par les cellules dorsales du tube neural. Ainsi, il s'établit des gradients dorso-ventraux de secrétion de ces facteurs de différenciation. La polarité dorso-ventrale du somite déterminant les voies de différenciation soit vers du sclérotome, soit vers du dermo-myotome résulte notamment du gradient d'expression existant à ce niveau pour le gène shh (sonic hedgehog).

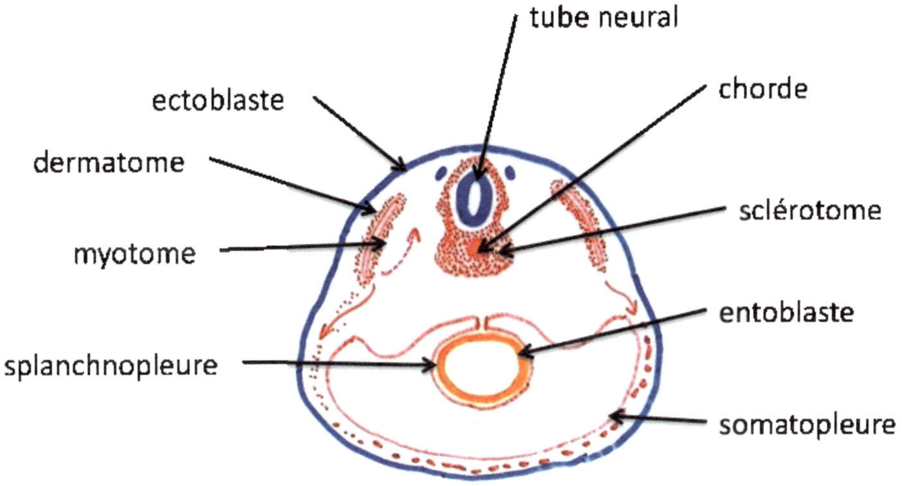

Figure 4 : Organisation du sclérotome, du dermatome et du myotome ; les petites flèches indiquent la migration des cellules du myotome pour former la musculature du tronc.

3. Le mésoblaste intermédiaire : formation du pronéphros et du mésonephros (Fig. 5 et 6)

Le mésoblaste intermédiaire va contribuer à la formation de l'appareil uro-génital. Ce développement débute dans la région cervicale de l'embryon, où le mésoblaste intermédiaire se segmente à partir de J20 pour former le pronephros ou première structure néphrogène transitoire. Des glomérules et des tubules urinaires rudimentaires vont se former dans ces quelques massifs cellulaires du pronephros cervical et thoracique haut puis ils disparaitront vers J25. A partir de J28 dans la région thoracique de l'embryon, le mésoblaste intermédiaire se développe d'abord sans se segmenter en un cordon néphrogène puis ce cordon néphrogène se divise en une trentaine de tubules transversaux échelonnés selon l'axe crânio-caudal de l'embryon et formant le mésonephros. Ce mésonephros se développe à partir de J28 et aura entièrement disparu à la fin du deuxième mois. Un long canal mésonephrotique se développe également dès le début de la 4e semaine à partir du mésoblaste intermédiaire et selon un axe crânio-caudal. Il s'agit du canal mésonephrotique ou canal de Wolff. Les tubules mésonephrotiques s'abouchent de façon échelonnée dans ce canal de Wolff. L'extrémité caudale du canal de Wolff rejoint vers J26 la paroi postérieure de l'allantoïde dans laquelle il va s'aboucher. A partir de J28, il se forme au niveau caudal de l'embryon un blastème métanephrogène non segmenté. Au niveau de la partie caudale du canal de Wolff se développe un diverticule mésonéphrotique qui va interagir avec le tissu métanéphrotique en formation. Le développement en interaction de ces deux tissus aboutira à la formation du rein définitif. Les structures tubulaires collectrices se forment à partir du tissu mésonéphrotique tandis que les tubes contournés se forment à partir du tissu métanéphrotique.

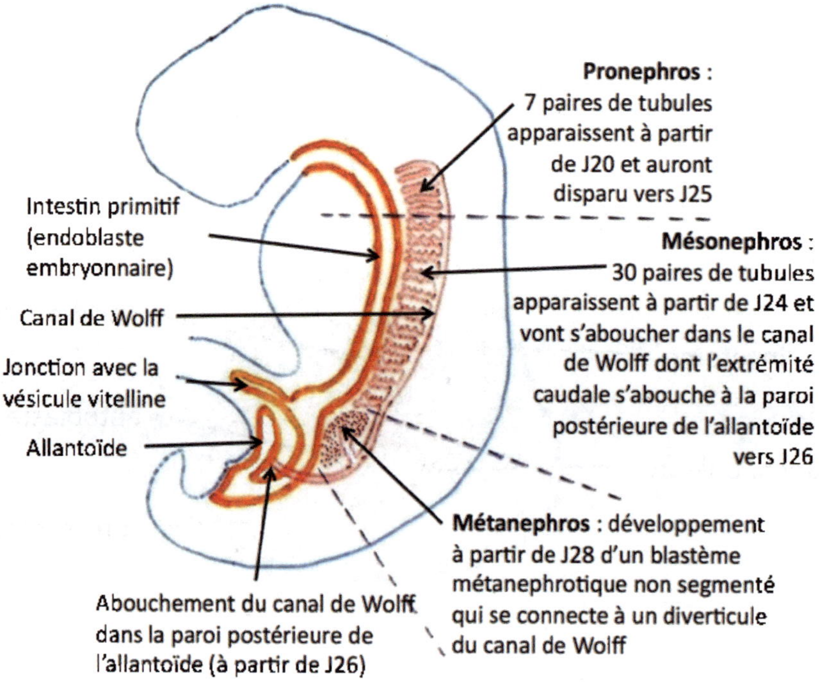

Figure 5 : Représentation synthétique des différents stades de développement du mésoblaste intermédiaire.

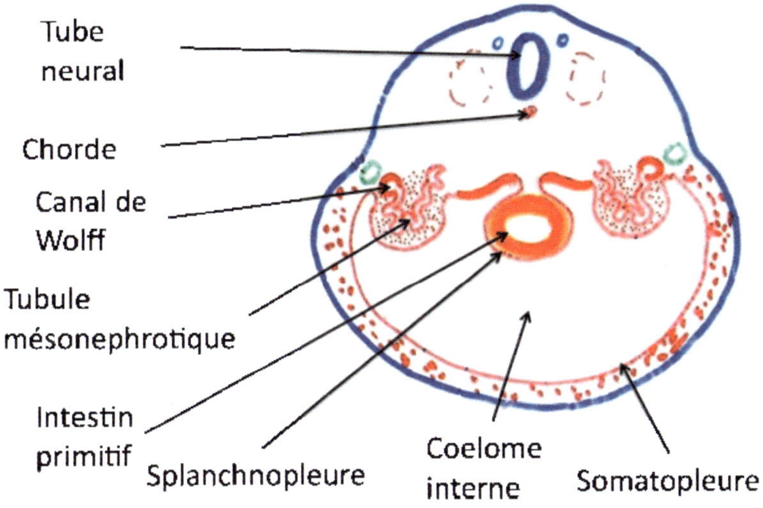

Figure 6 : Organisation du mésonephros en coupe transversale.

4. Le mésoblaste latéral : splanchnopleure, somatopleure et coelome interne

La partie la plus externe ou latérale du mésoblaste a commencé à se dissocier en deux feuillets au cours de la 3e semaine. Le feuillet le plus dorsal, accolé à l'ectoblaste et à la cavité amniotique est dénommé somatopleure tandis que le feuillet le plus ventral accolé à l'endoblaste et à la vésicule vitelline et appelé splanchnopleure. Dans leur portion intra embryonnaire, la somatopleure tapisse la face interne de la paroi de l'embryon et la splanchnopleure tapisse les viscères embryonnaires. L'espace délimité entre ces deux feuillets de splanchnopleure et somatopleure intra-embryonnaires est le coelome interne ou coelome intra embryonnaire (voir Fig. 6).

III. Formation de l'appareil cardio-vasculaire

1. De la zone cardiogène au tube cardiaque

Comme nous l'avons vu au chapitre précédent, en fin de 3e semaine, une zone cardiogène en fer à cheval située crânialement à la membrane bucco-pharyngée se développe. Une lumière apparait dans les structures vasculaires formées au niveau de cette zone aboutissant à la formation de tubes endocardiques individualisables vers J19 sur une coupe transversale de l'embryon (Fig. 7). Sous l'effet de la plicature ventrale de cet embryon selon l'axe médio-latéral, les deux tubes endocardiques vont fusionner sur la ligne médiane, aboutissant à un tube endocardique unique vers J22.

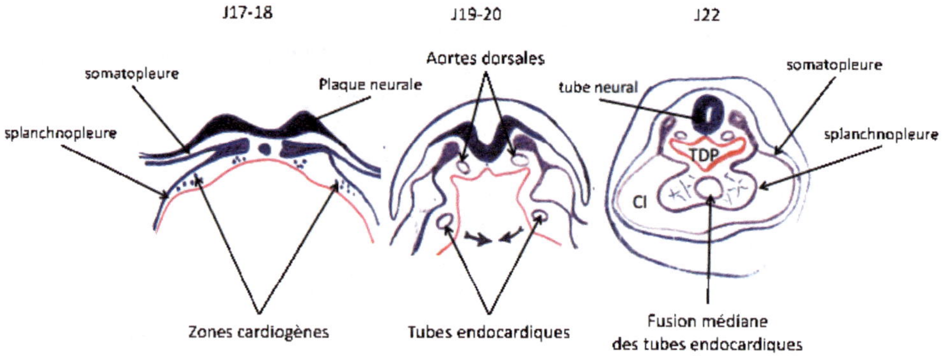

Figure 7 : Coupe transversale haute de l'embryon de J17 à J22 montrant la fusion médiane des tubes endocardiques sous l'effet de la plicature médio-latérale de l'embryon. TDP = tube digestif primitif ; CI = coelome interne.

Dans le même temps, l'ectoblaste évolue en tube neural puis l'extrémité crâniale de ce tube se développant considérablement (formation des vésicules cérébrales, voir paragraphe suivant), ce développement ectodermique important entraine une modification du positionnement du tube endocardique qui passe d'une situation extra-embryonnaire (crânial par rapport à la membrane bucco-pharyngée) à une situation intra-embryonnaire (intégré dans le coelome interne, Fig. 8).

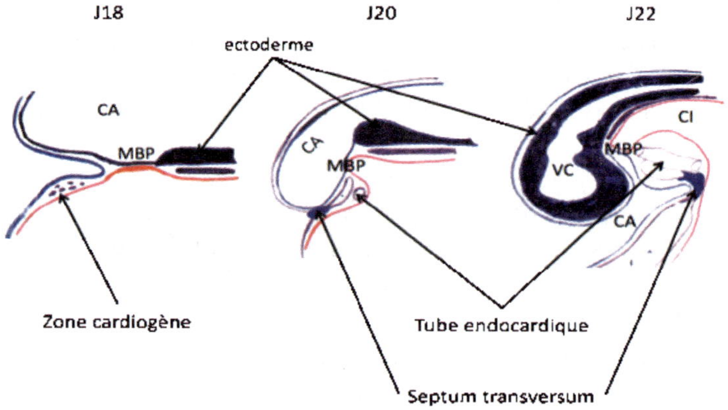

Figure 8 : Internalisation du tube endocardique dans l'embryon sous l'effet de la plicature crânio-caudale de l'embryon, visible en coupe sagittale de J18 à J22. CA = cavité amniotique ; CI = coelome interne ; MBP = membrane bucco-pharyngée ; VC = vésicules cérébrales.

La paroi de ce tube endocardique s'épaissit grâce à la sécrétion par les cellules mésodermiques d'une matrice extracellulaire riche en acide hyaluronique. Cette épaisse matrice extra-cellulaire isole le revêtement endothélial de la lumière du tube. Des cellules mésodermiques migrant du septum transversum vont contribuer à tapisser la face extérieure de la paroi du tube cardiaque, formant le futur épicarde. La paroi est donc formé de trois couches distinctes, l'endocarde (différenciation endothéliale des cellules mésodermiques), le myocarde (mélange de cellules mésodermiques et de matrice extracellulaire riche en acide hyaluronique et l'épicarde (migration de cellules mésodermiques du septum transversum).

2. Formation des aortes dorsales et du système vasculaire

A partir des mécanismes de formation et transformation des ilots sanguino-formateurs initiés au cours de la 3e semaine, un réseau vasculaire se développe d'abord au niveau extra-embryonnaire puis également au niveau intra-embryonnaire. Ensuite, par accroissement progressif des vaisseaux formés, ces deux systèmes vasculaires vont rapidement s'interconnecter, croitre et se ramifier au fur et à mesure de la croissance de l'embryon et de ses annexes.
Ainsi, dorsalement à la zone cardiogène, la vasculogenèse au niveau du mésoblaste intra-embryonnaire permet l'individualisation de deux aortes dorsales paires et symétriques reliées aux tubes endocardiques pairs et symétriques (Fig. 7). Ces deux aortes dorsales vont également subir l'inflexion crânio-caudale et latérale de l'embryon, ce qui conduit à la formation d'une aorte ventrale reliée à l'extrémité crâniale du tube endocardique médian et se divisant en deux aortes dorsales via des arcs aortiques. Un réseau veineux parallèle au réseau artériel se forme également. Ainsi des veines cardinales paires et symétrique, deux antérieures (drainant l'extrémité céphalique de l'embryon) et deux postérieures (drainant l'extrémité caudale de l'embryon) se réunissent en une veine cardinale commune qui s'abouche à l'extrémité caudale du tube endocardique par le sinus veineux. Au niveau du sinus veineux s'aboucheront également la veine ombilicale et les veines vitellines (Fig. 9).

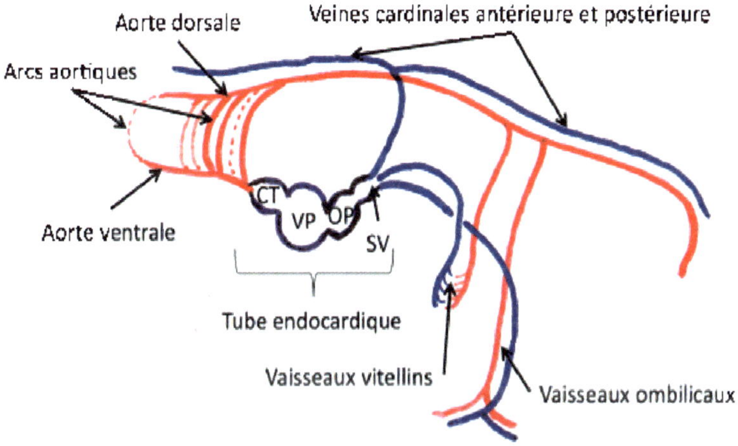

Figure 9 : Schématisation du réseau vasculaire à la fin du 1er mois de développement. Seul un exemplaire du réseau artério-veineux dorsal a été figuré sur cette vue sagittale. CT = cono-tronc (ou bulbe cardiaque) ; VP = ventricule primitif ; OP = oreillette primitive ; SV = sinus veineux.

3. Courbure du tube cardiaque en cavités cardiaques

A partir de J23, le tube cardiaque va commencer à se recourber et 4 renflements apparaissent au long de ce tube. Lors de ce repliement, le tube reste fixé dorsalement par un mésocarde dense qui disparaîtra secondairement. La partie la plus caudale du tube forme la zone atriale primitive (oreillette primitive) connectée au sinus veineux. Cette zone atriale se courbe dorsalement et remonte vers la partie crâniale et la gauche. La partie moyenne du tube forme une zone ventriculaire primitive et s'infléchit ventralement, caudalement et vers la droite. La partie crâniale du tube forme une zone en tronc de cône (bulbe ou cono-tronc) qui sera la zone d'éjection du ventricule primitif vers les troncs artériels primitifs et notamment les aortes primitives. Au fur et à mesure de ce mécanisme d'inflexion, les cavités primitives vont se développer et s'individualiser. A J28 cette courbure cardiaque est complète et le tube cardiaque est appendu à son extrémité caudale au sinus veineux et à son extremité crâniale aux troncs artériels. Les cloisons intra cardiaques se développeront ultérieurement à partir de ce tube unique. Toutefois, dès J22, les cellules formant la paroi du tube cardiaque sont capables de se contracter, et les premiers battements cardiaques se mettent en place dans ce système cardio-circulatoire en développement. A partir de J24, une circulation embryonnaire est opérationnelle

IV. Développement de l'ectoblaste et fermeture du tube neural

1. Transformation de la gouttière neurale en tube neural et fermeture des neuropores

Suite à l'induction de formation de la plaque neurale au cours de la 3e semaine, cette plaque s'étend vers la ligne primitive et s'invagine en gouttière neurale. A la fin de la 3e semaine, les cellules des bords de la gouttière neurale s'organisent en une structure paire et symétrique qui s'individualise progressivement du reste de la gouttière neurale, il s'agit des crêtes neurales. Du fait du repliement de la gouttière neurale, ces crêtes neurales vont se rapprocher sur la ligne médiane dorsale de l'embryon et vont temporairement fusionner dans la zone cervicale correspondant environ au 5e somite. Cette fusion des bords de la gouttière neurale et plus dorsalement des crêtes neurale s'étend ensuite de la région cervicale de l'embryon vers la partie crâniale et la partie caudale de cet embryon. On aboutit ainsi à un tube neural ouvert à ses extrémités crâniale et caudale et qui communique temporairement avec la cavité amniotique. Les zones d'ouverture du tube neural sont dénommées neuropores. Le neuropore crânial ou antérieur se fermera vers le 25e jour tandis que le neuropore caudal ou postérieur se fermera plus tardivement vers le 28e jour, soit en fin de 4e semaine. La neurulation aboutit donc à la formation d'un tube aux extrémités borgnes à partir duquel va se développer le système nerveux central. La partie crâniale plus renflée s'organisera ensuite en vésicules cérébrales tandis que la partie caudale plus effilée correspondra à la future moelle épinière.

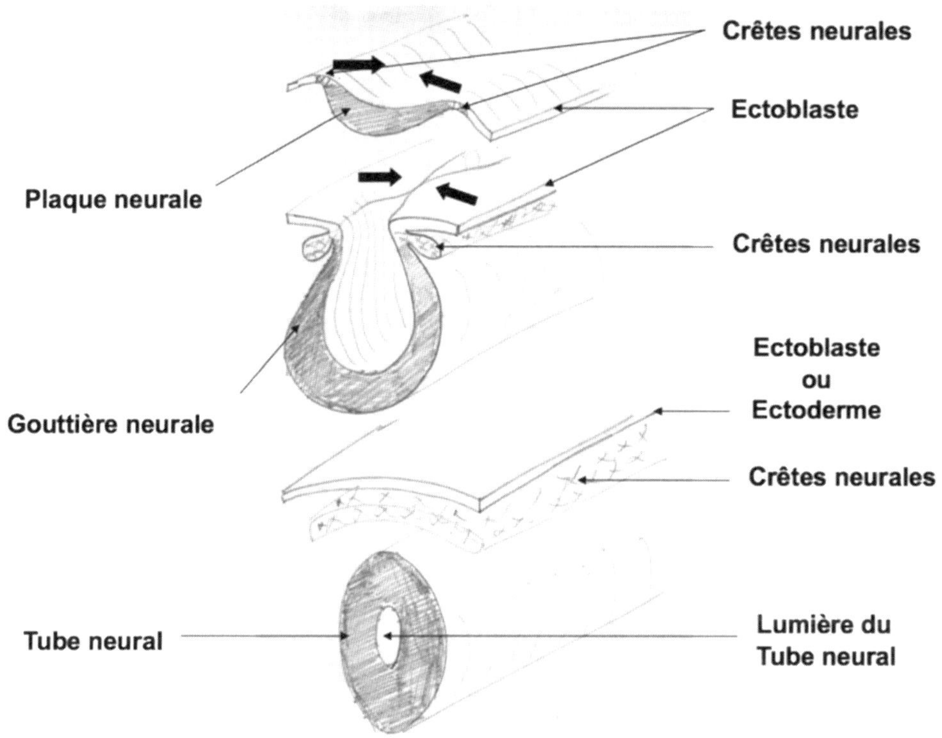

Figure 10 : Fermeture du tube neural et individualisation des crêtes neurales.

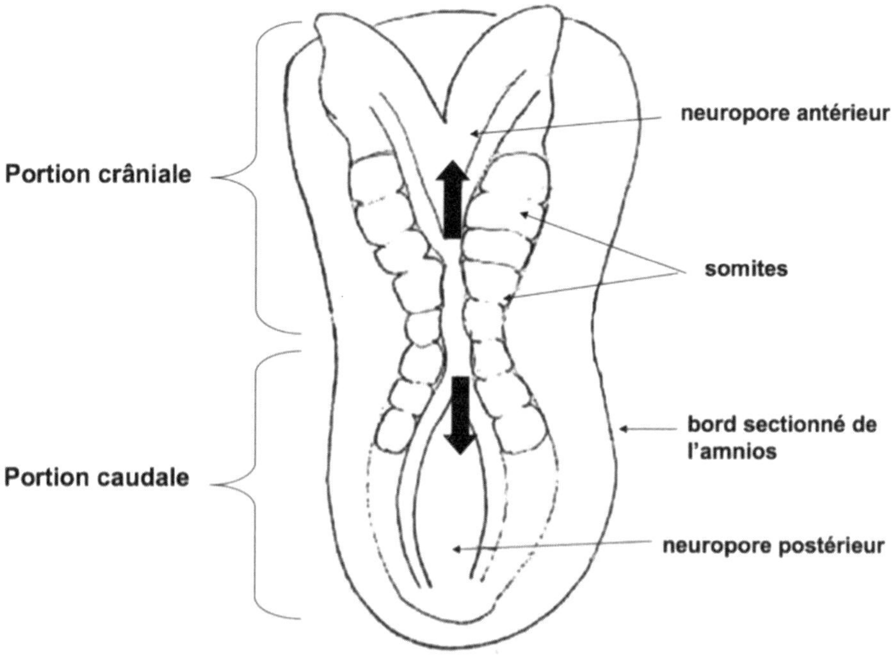

Figure 11 : Progression crânio-caudale de la neurulation sur un embryon vu par sa face dorsale.

2. Développement des vésicules cérébrales et formation des placodes otiques et optiques

La partie crâniale du tube neural va former 3 dilatations successives ou vésicules cérébrales qui sont respectivement selon l'axe crânio-caudal : le prosencéphale, le mésencéphale et le rhombencéphale. Ce dernier est en continuité avec la partie médullaire plus effilée du tube neural. De la lumière de ces vésicules dériveront ultérieurement les structures ventriculaires du système nerveux central. En même temps que ces vésicules se forment et se développent, la partie crâniale de l'embryon va se recourber ventralement. On peut observer une courbure céphalique au niveau du mésencéphale et une courbure cervicale à la jonction entre le rhombencéphale et la partie médullaire du tube neural. A partir de la 5e semaine, le prosencéphale va se diviser en deux parties distinctes, le telencéphale qui est la zone la plus crâniale dans laquelle vont se développer de façon latérale paire et symétrique, les hémisphères cérébraux (la lumière du telencéphale formera les ventricules latéraux) et une partie plus caudale, le diencéphale duquel dériveront les structures optiques, l'hypophyse, l'épiphyse, le thalamus et l'hypothalamus. Le 3e ventricule se formera à partir de la lumière du diencéphale. Du mésencéphale dériveront les tubercules quadrijumeaux. La lumière du mésencéphale deviendra très réduite et formera l'aqueduc de Sylvius. Enfin, le rhombencéphale va également se diviser en deux parties. La zone la plus crâniale sera dénommée metencéphale et contribuera à la formation ultérieure du pont (ou protubérance) et du cervelet et la zone la plus caudale dénommée myelencéphale donnera naissance au bulbe rachidien. Le 4e ventricule se formera à partir de la lumière du rhombencéphale.

3. Devenir des crêtes neurales

Les cellules des bords latéraux de la gouttière neurale subissent une transformation épithélio-mésenchymateuse qui leur permet de se dissocier de la gouttière neurale, de former les crêtes neurales puis de migrer dans le mésoblaste à proximité de la gouttière neurale. Au niveau cervical et caudal, la migration des cellules des crêtes neurales s'effectue selon deux voies : l'une est dorsale superficielle et aboutit à une localisation des cellules des crêtes neurales dans la zone dorsale où se développera le derme cutané. Ces cellules deviendront les mélanocytes de la peau. L'autre voie de migration est ventrale profonde. Selon la zone où se terminera la migration des cellules, ces cellules pourront avoir différents devenirs : cellules de Schwann, cellules des ganglions spinaux dorsaux, cellules ganglionnaires des chaines sympathiques paravertébrales, cellules des ganglions nerveux préaortiques et des gros troncs artériels intestinaux, cellules des ganglions parasynpathiques du tube digestif. Au niveau crânial, les cellules des crêtes neurales vont également migrer dans le mésoblaste adjacent au tube neural et contribueront à la formation des tissus de soutien de la voute du crâne et de la face, ou se différencieront en cellules des ganaglions para sympathiques associés au nerfs crâniens, en cellules neuroendocrines des glandes endocrines (cellules C de la thyroïde), ou en odontoblastes.

V. Stade phylotypique et aspect de l'embryon à la fin du premier mois

Après 4 semaines de développement, l'embryon atteint un stade commun à toutes les espèces de vertébrés, c'est le stade phylotypique. On retrouve ainsi pour tous les vertébrés les mêmes élements reconnaissables (Fig. 12 et 13). Cet embryon s'est développé selon 3 axes : crânio-caudal (ou sagittal), médio-latéral et dorso-ventral. Une latéralisation s'est installée dans cet embryon, notamment dans l'inflexion subie par le tube cardiaque, celle-ci étant latéralisée et définissant une orientation droite-gauche de l'embryon. Ce tube cardiaque se contracte, émettant à chaque battement une impulsion circulatoire dans le système vasculaire en cours de développement. Les ébauches nerveuses, sensorielles des placodes optique et otique sont visibles. Les bourgeons des membres commencent à apparaître. Enfin, la vésicule vitelline va peu à peu être intégrée avec le pédicule embryonnaire dans le futur cordon ombilical.

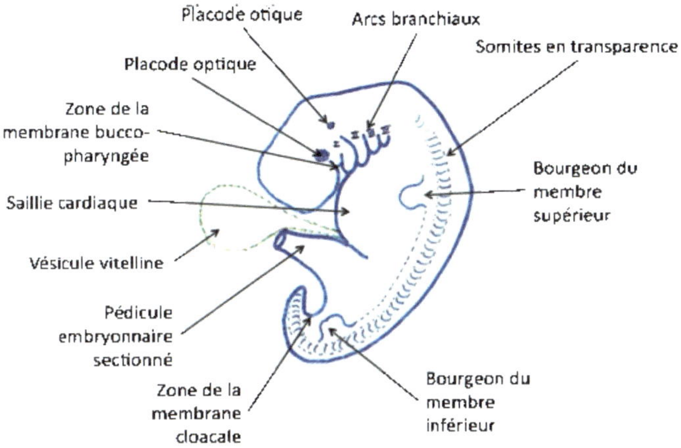

Figure 12 : Aspect de l'embryon à la fin du premier mois.

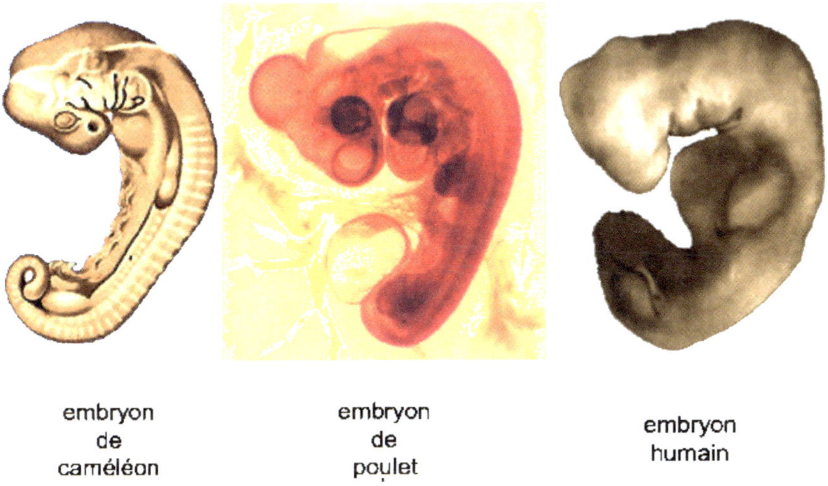

Figure 13 : Images comparatives de différents embryons de vertébrés au stade phylotypique.

Chapitre 5 – Embryologie causale, gènes du développement

Marie-Roberte Guichaoua

L'embryologie causale, appelée aussi embryologie expérimentale, sc propose d'étudier les mécanismes par lesquels s'édifie un organisme spécifique à partir d'une cellule œuf, et de dégager les lois qui président au déterminisme du développement de l'embryon. Dès 1759, G. F. Wolff, en examinant le développement du poulet observait que l'embryon se réalisait progressivement à partir d'un état morphologiquement simple, l'œuf fécondé ou zygote, par étapes de plus en plus complexes. Deux grands concepts ont été développés à partir de ces travaux : le concept de régulation et le concept d'induction. Par ailleurs, les progrès considérables réalisés dans le domaine de la biologie moléculaire ont permis de mettre en évidence des gènes impliqués dans le développement embryonnaire.

I. Les grands concepts de l'embryologie

1. Le concept de régulation

Pour la majorité des œufs, les blastomères sont capables de régulation dès le début de la segmentation, c'est le concept de régulation. Houillon en 1967 définit la régulation comme « le processus par lequel un système embryonnaire partiel réagit pour tendre à réaliser l'ensemble des prestations morphogénétiques normales ». Ainsi, si l'on détruit partiellement un embryon, les blastomères restants ont la capacité de réaliser un embryon complet. Ce phénomène s'observe lors de la décongélation des embryons congelés après fécondation *in vitro*. Un certain nombre de blastomères sont détruits lors de la décongélation, cependant, les embryons sont capables de se développer après implantation dans l'utérus maternel et de donner naissance à des enfants normaux. Ce phénomène de régulation se manifeste aussi lorsque l'embryon se divise précocement pour donner naissance à des jumeaux monozygotes.

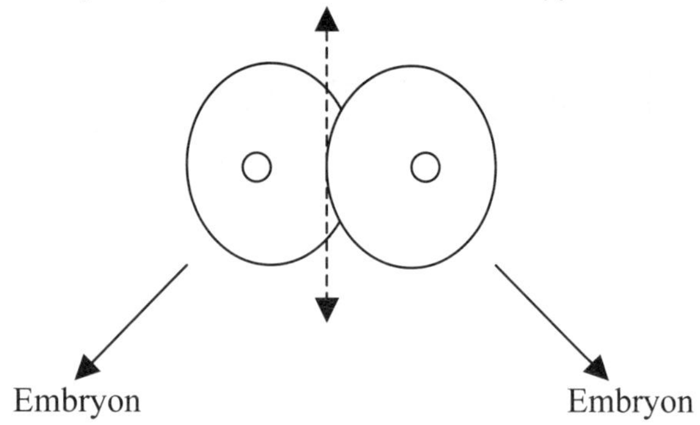

Figure 1 : Expérience de séparation des deux premier blastomères. Chaque blastomère donne naissance à un embryon complet, il y a eu régulation au niveau de chacun de ces deux blastomères.

Ce pouvoir de régulation va se restreindre progressivement au cours du développement, en même temps qu'apparaît la détermination des cellules qui deviennent fixées dans leur destinée. A partir de travaux réalisés dans différentes espèces, on a pu montrer que le passage de la régulation à la détermination des cellules se faisait majoritairement au cours de la gastrulation.

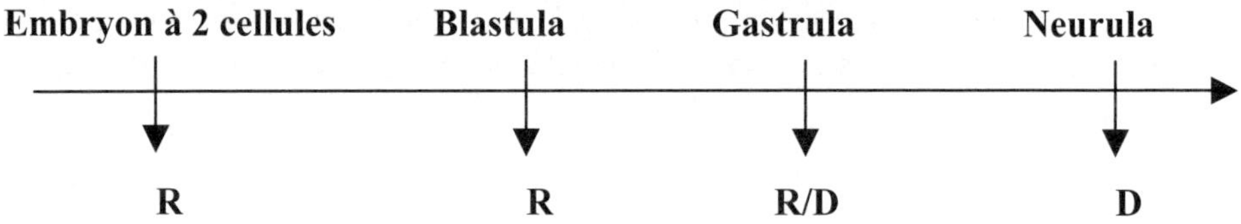

Figure 2 : La transition entre la régulation (R) et la détermination (D) se produit au cours du stade gastrula.

2. Le concept d'induction

L'induction est une action harmonieuse exercée par un groupe de cellules sur l'évolution d'un groupe de cellules adjacent dont la détermination n'est pas encore acquise. Les cellules qui répondent aux signaux inducteurs sont dites **compétentes**. Lorsque les cellules ont été induites elles sont **déterminées** dans leur différenciation. Les signaux inducteurs circulent d'une cellule à l'autre de trois façons : 1- le signal est une molécule diffusible sécrétée dans l'espace intercellulaire ; 2- le signal est une molécule située à la surface de la cellule inductrice ; dans les deux cas le signal est reçu par la cellule induite par l'intermédiaire de récepteurs protéiques membranaires ; 3- le signal passe directement d'une cellule à l'autre par des jonctions gap.

Le territoire le plus précocement déterminé est la *chorde* qui va induire à son contact la différenciation de l'ectoblaste et du mésoblaste para-axial. L'ectoblaste, au contact de la chorde, est induit en neurectoblaste dont la destinée sera fixée pour donner la plaque neurale puis le système nerveux central.

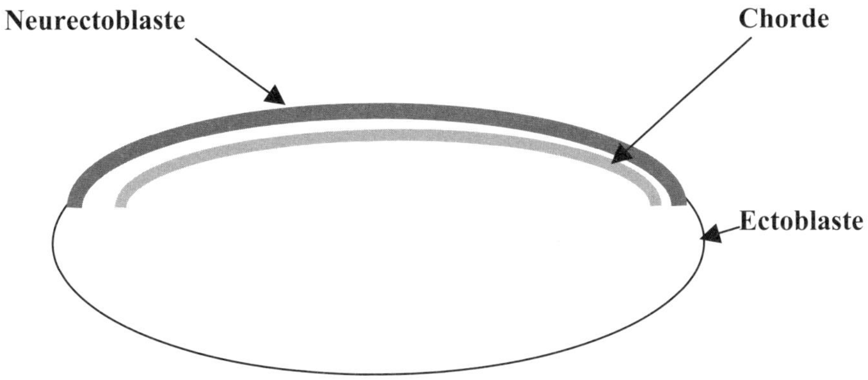

Figure 3 : Induction de l'ectoblaste en neurectoblaste par la chorde.

Le mésoblaste para-axial subit aussi une induction chordale selon un gradient dorso-ventral. La région la plus dorsale de ce mésoblaste, en contact avec la chorde est induite en somites. Le mésoblaste para-axial situé plus à distance est induit en pièces intermédiaires (PI) et la partie la plus ventrale de ce mésoblaste, qui ne subit plus l'effet inducteur de la chorde devint lames latérales (LL).

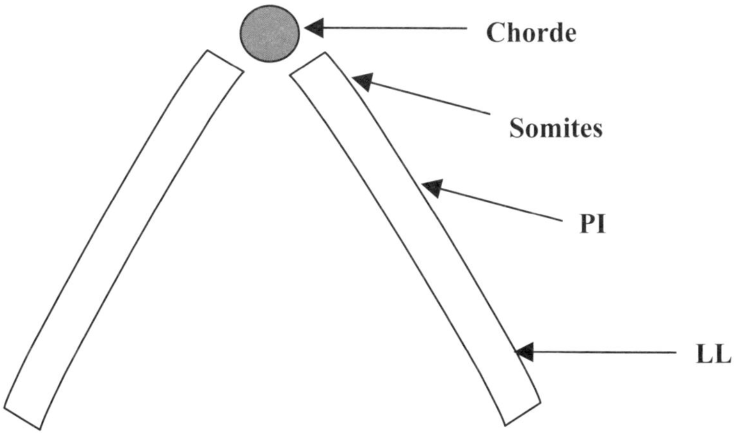

Figure 4 : Induction du mésoblaste para-axial en somites, PI et LL, par la chorde selon un gradient dorso-ventral.

II. Détermination des axes de l'embryon

Initialement, l'ovocyte fécondé, c'est-à-dire l'œuf ou zygote, est une sphère qui va progressivement éclater en différents plans d'organisation. La détermination des polarités embryonnaires est réalisée au cours des premières semaines de la vie de l'embryon par la mise en place des axes dorso-ventral, céphalo-caudal et de l'asymétrie droite-gauche. Ces axes apparaissent à la gastrulation mais ils sont mis en place plus précocement, chez les amphibiens ils se mettent en place dans l'ovocyte. La mise en place des axes du corps chez les vertébrés fait intervenir de nombreux facteurs qui diffèrent selon les espèces. Nous en décrirons quelques uns ici.

1. L'axe dorso-ventral

Chez les amphibiens la mise en place de cet axe résulte d'un mouvement dirigé de molécules maternelles qui se manifeste par une rotation du matériel cytoplasmique cortical dans l'œuf fécondé et qui détermine la région dorsale de l'embryon. Ces molécules dont l'identité n'a pas encore été établie, activent la *voie de signalisation Wnt* composée de protéines de communications cellulaires. Un acteur essentiel de cette voie Wnt pour la formation de l'axe dorso-ventral est le *récepteur Frizzled -7* sur lequel se lie une protéine Wnt, permettant la libération de la *béta-caténine* qui va à son tour activer des gènes impliqués dans la détermination de l'axe dorso-ventral.

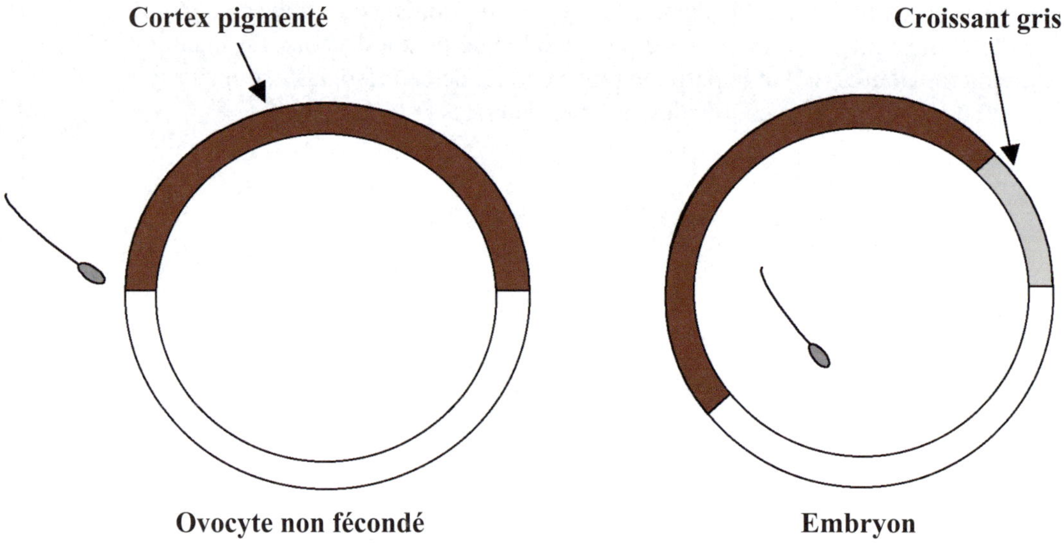

Figure 5 : La pénétration du spermatozoïde entraine une rotation de 30° du matériel cytoplasmique cortical du pôle animal (PA) visualisé par le croissant gris clair.

Chez les mammifères, ce mouvement de molécules maternelles n'a pas été identifié. Il apparaît que la détermination de l'axe dorso-ventral est fonction de la position du bouton embryonnaire.

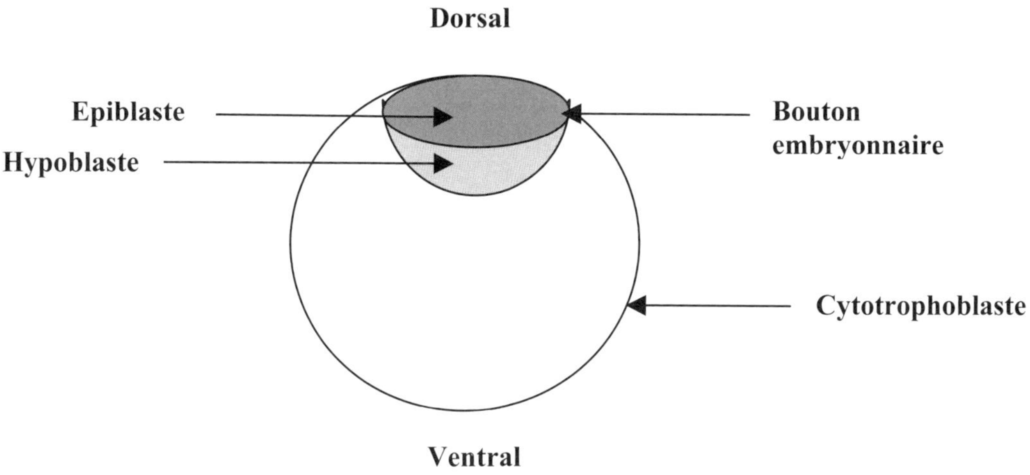

Figure 6 : Détermination de l'axe dorso-ventral chez l'embryon, le pôle dorsal étant situé du côté du bouton embryonnaire.

2. L'axe céphalo-caudal ou antéro-postérieur

Sa mise en place dépend de celle de l'axe dorso-ventral. L'axe céphalo-caudal est donc déterminé par le système nerveux central qui se différencie en structures céphaliques et caudales grâce au rôle inducteur de la chorde. En effet, ce sont des signaux provenant du mésoderme qui induisent la formation des différents niveaux du tube neural. Chez les amphibiens, au niveau du mésoderme chordal, les protéines *frizbee*, *chordin* et *noggin* engendrent la formation de structures neurectoblastiques de type antérieur, tandis que d'autres facteurs tels que l'*acide rétinoïque* ou le *FGF* font apparaître des structures postérieures. Un groupe de gènes appelé *gènes homéotiques* ou *gènes HOX* exerce chez les vertébrés un contrôle sur l'organisation céphalo-caudale de l'embryon. Ces gènes existent chez tous les animaux et chez l'homme et nous décrirons un peu plus loin leur mode d'action.

3. L'asymétrie droite-gauche

La cause première de cette asymétrie serait mécanique. Au cours de la gastrulation les cils des cellules du noeud de Hensen battent de la droite vers la gauche de l'embryon ce qui provoque au sein de la cavité amniotique un flux de liquide amniotique de la droite vers la gauche. Des facteurs diffusibles contenus dans le liquide amniotique vont se concentrer à gauche de l'embryon et vont déclencher le phénomène de latéralisation gauche-droite de l'embryon. Ces facteurs diffusibles vont activer des gènes nodal, LEFTY 1 et LEFTY 2 en se liant à leurs récepteurs et vont ainsi définir le côté gauche de l'embryon.
Le situs inversus observé dans le syndrome de Kartagener résulte d'une anomalie des battements des cils des cellules du nœud de Hensen liée à l'absence de bras de dynéine.

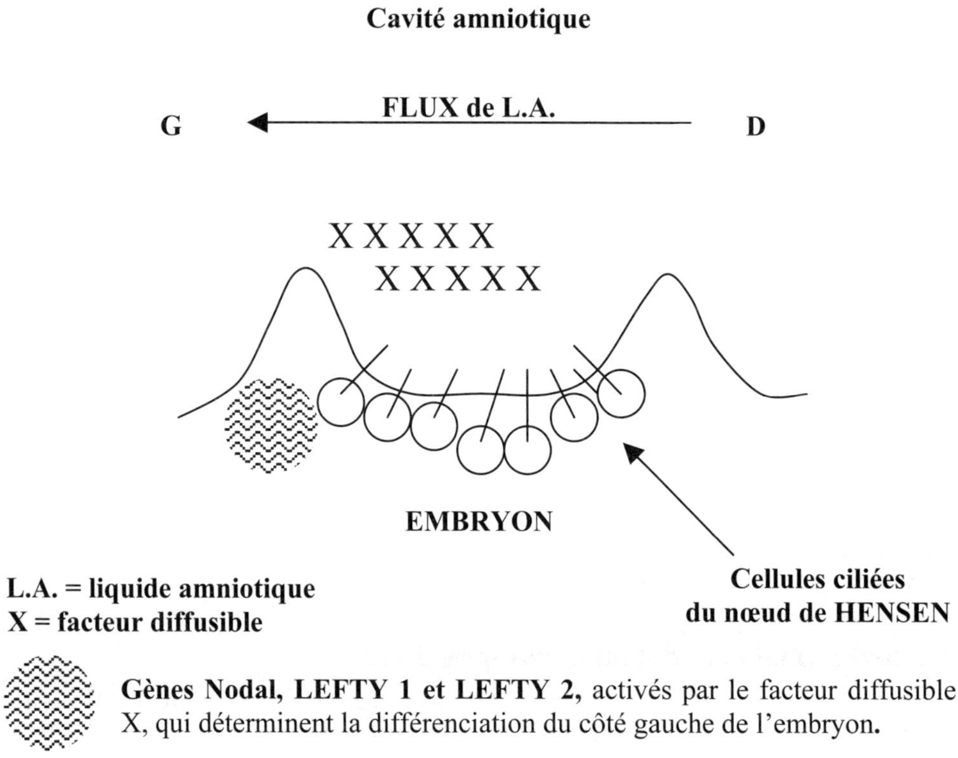

Figure 7 : Schéma de la détermination de l'asymétrie droite-gauche au cours de la gastrulation. La coupe passe par le nœud de Hensen.

III. Les gènes du développement

Parmi les nombreux gènes qui interviennent dans le développement embryonnaire, **les gènes homéotiques sélecteurs** appelés aussi **gènes HOX** jouent un rôle fondamental dans le développement de l'embryon des vertébrés.

1. Le gène HOX et sa protéine

Le nom de gènes homéotiques ou homéogènes provient des observations de W. Bateson chez les insectes. La transformation d'un segment corporel en un autre a été désignée par cet auteur sous le terme de *transformations homéotiques* ou *homéose*. C'est E. Lewis qui a associé l'existence de ces transformations homéotiques à la présence de mutations sur des gènes appelés gènes homéotiques. Nous avons vu que ces gènes étaient impliqués dans la détermination de l'axe antéro-postérieur de l'embryon, nous allons voir qu'ils sont aussi responsables de la segmentation des vertébrés et que leurs mutations sont responsables de l'apparition de malformations congénitales. L'ensemble des gènes HOX constitue une famille de gènes qui ont en commun une boîte de 183 paires de bases appelée *homéoboîte* (Fig. 8a), d'où le nom de complexe HOX (pour homéobox). Ces gènes codent pour des protéines qui présentent un *homéodomaine* de liaison à l'ADN hautement conservé de 61 acides aminés (Fig. 8b). L'homéodomaine de la protéine

Hox se fixe sur une séquence spécifique d'un gène cible et agit comme un *facteur de transcription* (Fig. 8c).

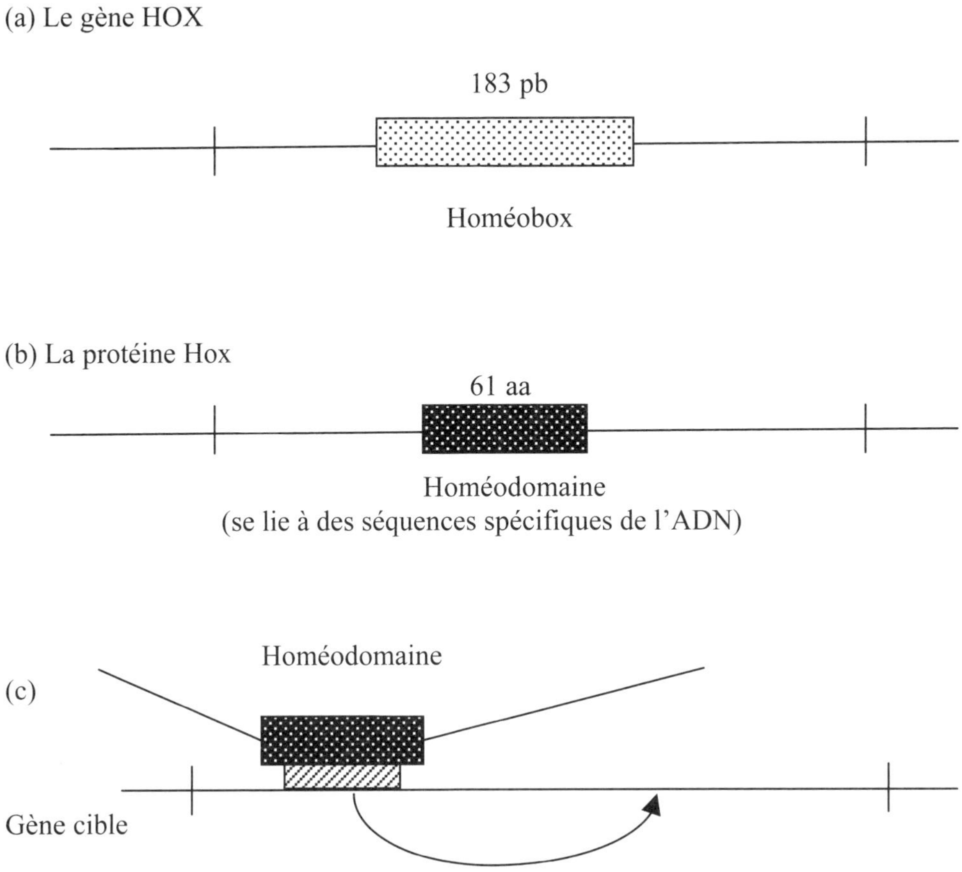

Figure 8 : Schéma d'un gène HOX (a) et de sa protéine (b). L'homéodomaine de la protéine Hox se fixe sur une séquence spécifique du gène cible et active la transcription de ce gène (c).

2. Localisation des gènes HOX

Chez les vertébrés les gènes HOX sont regroupés en quatre complexes, Hox a, b, c et d, localisés sur 4 chromosomes différents. Dans l'espèce humaine, les gènes HOX A, B, C et D sont respectivement localisés sur les chromosomes 7, 17, 12 et 2. Chaque complexe comprend un nombre variable de gènes, les gènes situés au même niveau de leurs chromosomes respectifs et présentant des homologies de séquence sont appelés *gènes paralogues* (Fig. 9).

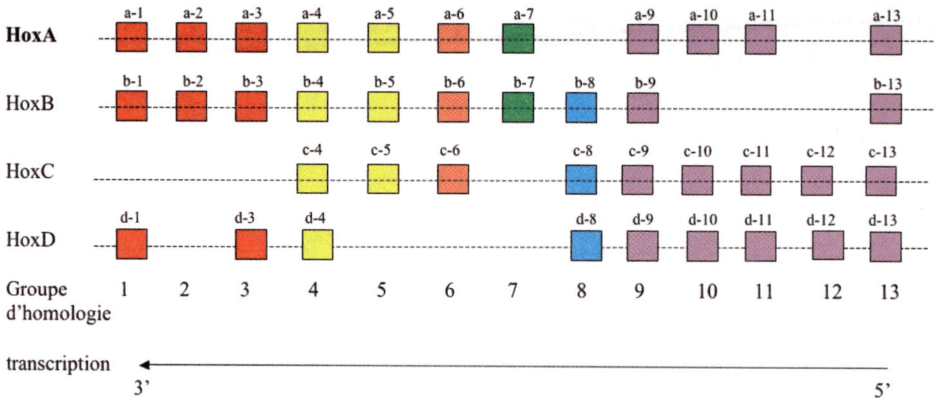

Figure 9 : Répartition des gènes Hox chez la souris. Exemple de gènes paralogues : a4, b4, c4, d4. Schéma reproduit avec l'aimable autorisation du docteur Duboule.

3. Les domaines d'expression des gènes HOX

Tous les territoires d'expression des gènes HOX d'un même complexe ont la même limite postérieure et des limites antérieures différentes (Fig. 10). Sur la figure 10, le gène 1 s'exprime de l'extrémité caudale à l'extrémité céphalique de l'embryon ; la limité antérieure du territoire d'expression du gène 2 est en situation plus caudale par rapport à celle du gène 1, la limite antérieure du territoire d'expression du gène 4 est en situation la plus caudale. Ainsi, le gène 1 est exprimé dans tout l'embryon, alors que le gène 4 ne s'exprime que dans la région postérieure de l'embryon. Il existe donc une relation linéaire entre la position des gènes HOX sur le chromosome et les territoires d'expression le long de l'axe céphalo-caudal de l'embryon, les gènes situés du côté 3' ont l'expression la plus précoce et la plus antérieure, les gènes situés du côté 5' ont l'expression la plus tardive et la plus postérieure, c'est le *principe de colinéarité.*

Il existe ainsi un chevauchement des territoires d'expression des gènes HOX qui fait apparaître des segments au niveau de l'embryon, à l'intérieur desquels on observe une *combinatoire* de produits de gènes. La combinaison de gènes exprimés diffère d'un segment à l'autre et donne ainsi une *identité relative* aux cellules de chaque segment. Ces segments ont des *limites virtuelles* qui résultent uniquement de l'expression des gènes à l'intérieur de leur cellules. Ainsi, dans la Fig. 10, toutes les cellules du segment a expriment le gène 1, les cellules du segment b expriment les gènes 1+2, les cellules du segment c expriment les gènes 1+2+3 et les cellules du segment d expriment les gènes 1+2+3+4.

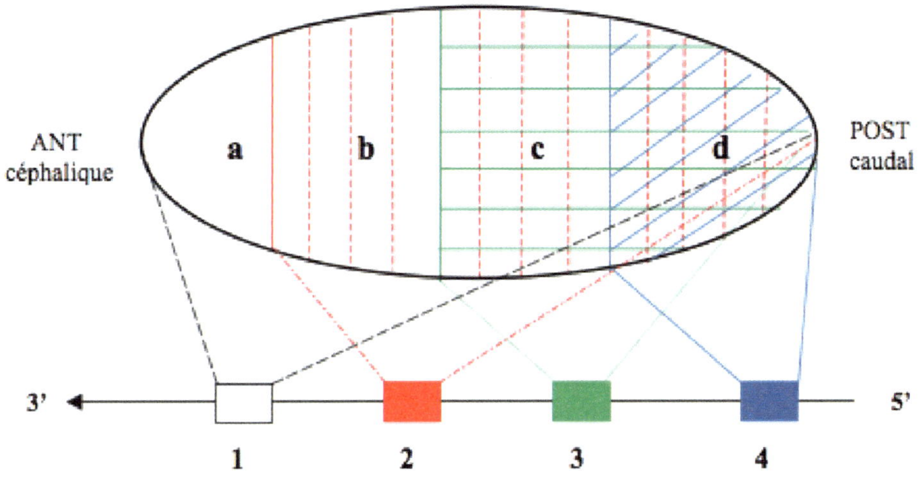

Figure 10 : Schéma montrant le chevauchement des territoires d'expression des gènes HOX qui fait apparaître 4 segments a, b, c et d, et illustrant le principe de colinéarité, le gène 4 situé du côté 5' a l'expression la plus postérieure, le gène 1 situé du côté 3' a l'expression la plus antérieure.

4. Les mutations des gènes HOX et transformations homéotiques

La mutation d'un groupe de gènes paralogues transforme un segment corporel en un segment qui lui est immédiatement antérieur, on parle de *transformation homéotique*.

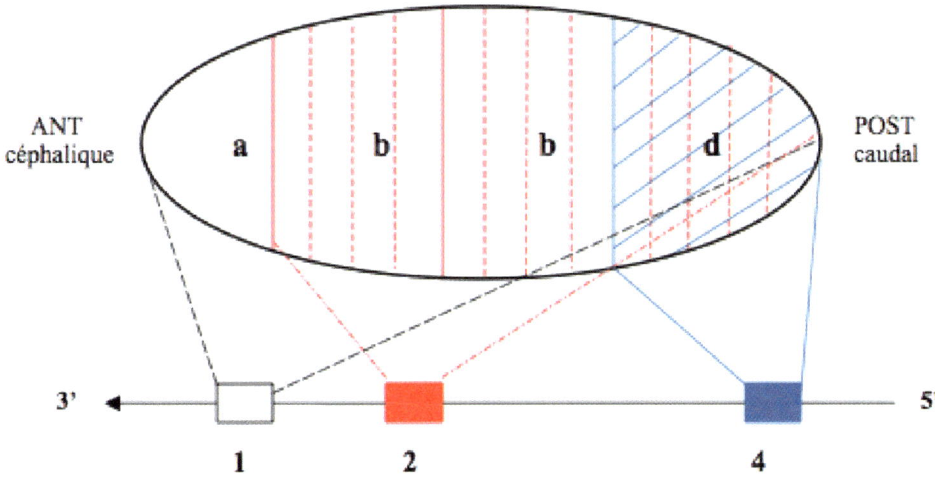

Figure 11 : Schéma de la transformation homéotique du segment c en segment b. Dans un but de clarté nous n'envisageons l'inactivation ciblée que d'un seul gène, le gène n°3. Le territoire d'expression de ce gène disparaît et la combinatoire du segment c devient identique à celle du segment b.

- *Exemple de transformation homéotique* : chez la Drosophile normale, une seule paire d'ailes est présente sur le segment T2, tandis qu'une paire d'ailes rudimentaires appelées balanciers est présente sur le segment T3. Deux mutations présentes simultanément dans le *complexe bithorax* transforment le balancier en une aile complète au niveau du segment T3, on obtient une mouche à quatre ailes. Il y a eu transformation homéotique du segment T3 en segment T2 par ces deux mutations.

5. Action des gènes HOX sur la morphogenèse

Nous avons vu que les gènes HOX étaient impliqués dans l'acquisition de la polarité antéro-postérieure et la segmentation de l'embryon, ils interviennent aussi dans la métamérisation du mésoderme para-axial. Ces gènes sont exprimés dans l'ectoderme et le mésoderme de la somatopleure et de la splanchnopleure. Ils sont donc impliqués dans l'organisation du système nerveux central et du système nerveux périphérique, des crêtes neurales céphaliques, de la colonne vertébrale, des reins, des organes génitaux, des membres et du tissu hématopoiétique. Les gènes HOX ne s'expriment pas dans l'endoderme. Cependant chez la drosophile, c'est par l'intermédiaire de la splanchnopleure, par un phénomène qui rappelle l'induction chez les vertébrés, que les gènes HOM (homologues des gènes HOX chez les vertébrés) contrôlent la structure de l'intestin adjacent.

- *Exemple d'organisation de la région céphalique* liée à l'action des gènes HOX : des expériences de mutations ciblées de gènes ont montré qu'il existait au niveau de l'extrémité céphalique de l'embryon des unités branchio-rhombomériques constituées de deux rhombomères successifs, d'un nerf crânien et de l'arc branchial correspondant. Les racines de chaque nerf crânien et les arcs branchiaux sont à cheval sur deux rhombomères différents.

Nerf crânien	Rhombomères	Arc branchial
V	2 et 3	1er arc
VII	4 et 5	2e arc
IX	6 et 7	3e arc
X	7 et 8	4e arc

- *Exemple de métamérisation du mésoderme para axial* lié à l'action des gènes HOX : la colonne vertébrale. La différenciation du mésoderme de la région céphalique vers la région caudale de l'embryon est spécifiée par l'expression des gènes HOX qui définissent une identité de position aux somites selon l'axe céphalo-caudal. Les vertèbres se différencient en vertèbres cervicales, thoraciques, lombaires, sacrées et caudales.

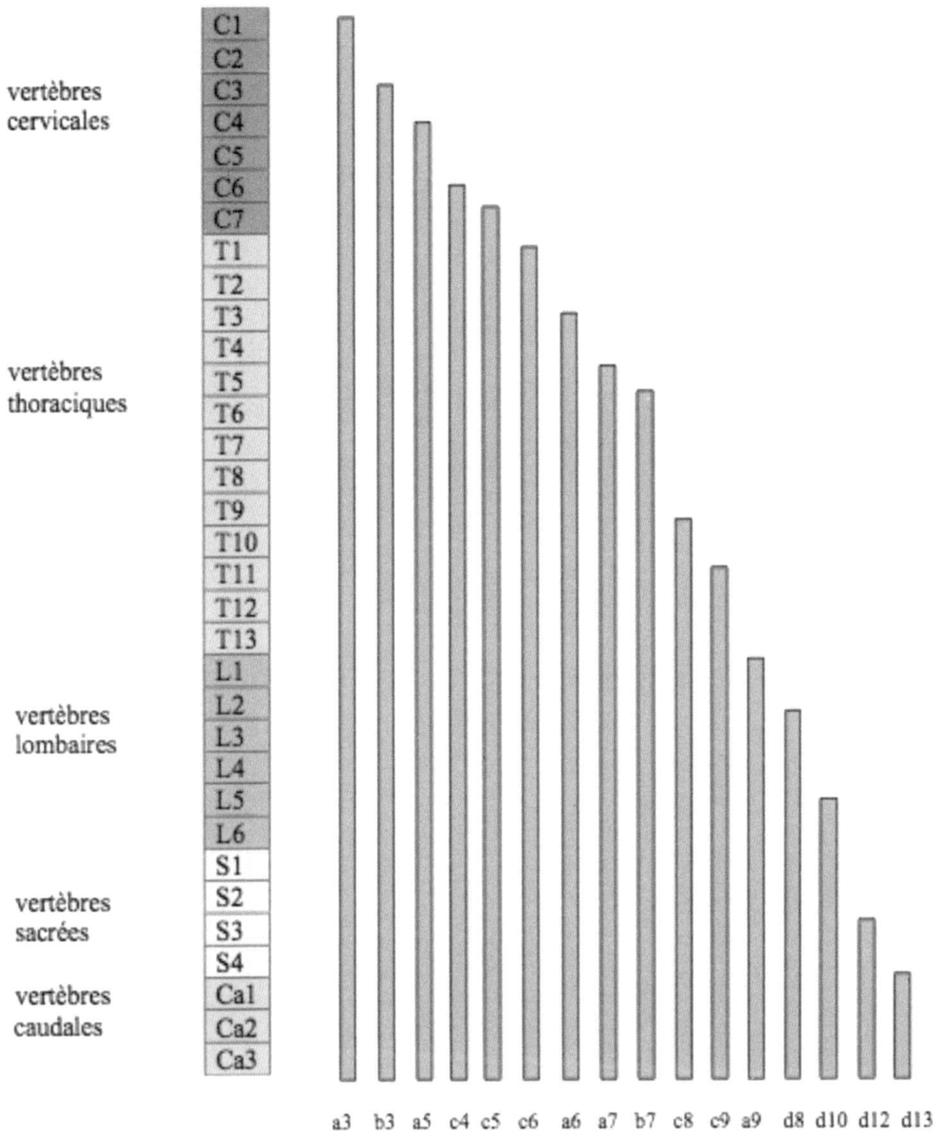

Figure 12 : Développement de la colonne vertébrale en relation avec l'expression des gènes Hox chez la souris. Les domaines d'expression de ces gènes ont tous la même limite postérieure et des limites céphaliques différentes. La combinaison des territoires d'expression de ces différents gènes détermine la différenciation de la colonne vertébrale en ses différentes régions : cervicale (C), thoracique (T), lombaire (L), sacrée (S) et caudale (Ca). Dans un but clarté du schéma, seuls quelques gènes Hox avec leurs territoires d'expression ont été présentés sur ce schéma.

Achevé d'imprimer par Corlet, Imprimeur, S.A. - 14110 Condé-sur-Noireau
N° d'Imprimeur : 160186 - Dépôt légal : décembre 2013 - *Imprimé en France*